M.C. Strobl – Meine Sternguckergeburt

Bibliografische Information der Deutschen Nationalbibliothek

Die deutsche Nationalbibliothek verzeichnet diese Publikation in der Deutschen Nationalbibliografie unter dem Gesamtwerk „Eigentlich wollte ich Kaiserschnitt",

ISBN 9783734788383, April 2015, BoD

Besonderer Hinweis

Das Werk einschließlich aller seiner Teile ist urheberrechtlich geschützt. Jede Verwertung außerhalb der Bestimmungen des Urheberrechtsgesetzes ist ohne schriftliche Zustimmung unzulässig und strafbar. Dies gilt insbesondere für Vervielfältigungen, Übersetzungen, Mikroverfilmungen und die Einspeicherung und Verarbeitung in elektronischen Systemen.

Haftungsausschluss

Teile des vorliegenden Buches basieren (unter anderem) auf zahlreichen persönlichen Angaben, die zur Wahrung der authentischen Wiedergabe inhaltlich nicht modifiziert wurden. Im Zweifelsfall wenden Sie sich bitte an Hebammen, Still-Experten, Arzt/Ärztin oder Apotheker. Weder die Autorin, noch ihr Lektorat können für eventuelle Nachteile oder Schäden die aus den im Buch vorgestellten Informationen resultieren, eine Haftung übernehmen. Alle Angaben erfolgen ohne Gewähr. Sollten sich trotz sorgfältiger Korrektur Fehler eingeschlichen haben, erbitten wir weiterführende Hinweise darauf. Wenden Sie sich in diesem Fall schriftlich an die Autorin.

Markenschutz

Dieses Buch enthält eingetragene Warenzeichen, Handelsnamen und Gebrauchsmarken. Wenn diese nicht als solche gekennzeichnet sein sollten, so gelten trotzdem die entsprechenden Bestimmungen.

1.Auflage, Januar 2016, ISBN 9783739232072

Herstellung und Verlag: BoD – Books on Demand, Norderstedt

Lektor: Johannes Doppler

Buchumschlag und Bearbeitung: Machrisanosamo

mcstrobl.jimdo.com

M.C.Strobl
MEINE STERNGUCKERGEBURT

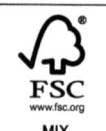

INHALT

Oliven und Mandeln	9
Flohmarkt	14
Leben und Sterben	16
Neue Verwirrungen	19
Dammballon	24
Wassergeburt	26
Simon, der Sterngucker	31
Zähe Bedenken und Prognosen	35
Das Wochenbett zuhause	62
Der erste Toilettengang	65
Der Wochenfluss	67
Das erste Bad	69
Harntröpfeln und Hämorrhoiden	72
Das Stillen	75
Vorwände, nicht zu stillen	79
Langzeitstillen	81

M.C.Strobl

Meine Sternguckergeburt

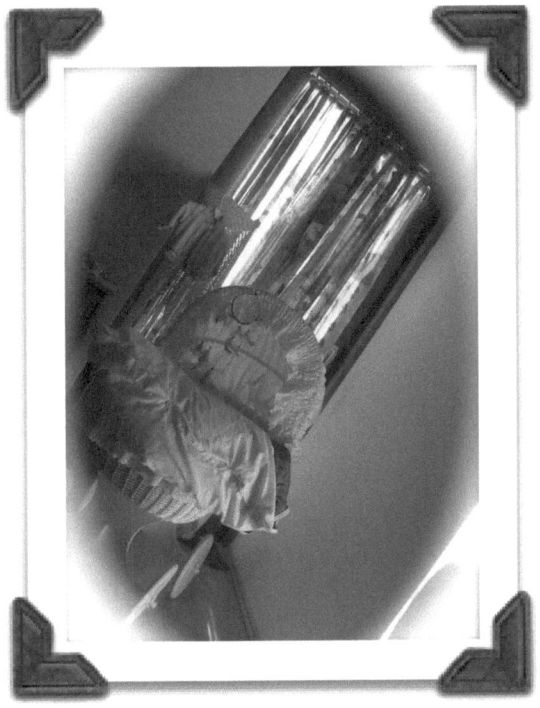

Meinem wunderbaren Sohn!

OLIVEN UND MANDELN

Maria war schon immer ein Sonnenschein. Schon als kleines Baby. Sie lachte viel und schlief schnell durch, war sehr ausgeglichen und schien zufrieden. Unser Homöopath identifizierte sie auf den ersten Blick als „Phosphorkind". Solch ein Kind strahlt und hat besonders feine Antennen für andere Wesen und Stimmungen. Es ist sehr sensibel und voller Phantasie. Da sollte er Recht behalten.

Auch ihre große Schwester hatte ihre Freude und gerne kuschelte und spielte sie mit ihr. Sie war wirklich wie eine kleine zarte Elfe, meistens freundlich und anspruchslos. Aber wohl genau aus diesem Grund konnte meine Milch für sie versiegen. Wir alle waren jedoch voller Dankbarkeit, da sie sich, wenn auch körperlich zart, ansonsten sehr gut entwickelte.

Ich werde niemals vergessen können, was sich an einem Sonntagnachmittag in ihrem Kinderzimmer zugetragen hat:

Mein Mann, meine beiden Töchter und ich spielten Ball mit der bereits aufrecht sitzenden Maria. Wie aus dem Nichts überfiel mich plötzlich ein heftiges Gefühl der Sehnsucht. So als würde man jemand ganz Bestimmten erwarten, den man lange vermisst hat. Dabei hatte ich mir das doch aus dem Kopf geschlagen.

Und ich sprach es laut aus: „Da fehlt noch jemand!"
Mein Mann und Sarah sahen mich verdutzt an.
„Mein Sohn. Er will hier seinen Platz einnehmen. Wir werden noch einen Sohn bekommen müssen, damit wir komplett sind."

Im Grunde entsetzte mich diese Erkenntnis, denn obwohl viele Monate nach Marias Geburt vergangen waren, stand mein Entschluss fest, kein Kind mehr zu bekommen. Doch von diesem Augenblick an wusste ich, ich würde diesem Schicksal nicht entrinnen können. Ich überließ den richtigen Zeitpunkt jedoch der Natur.

Und offenbar wollte uns der liebe Gott nicht all zu lange warten lassen. Nachdem Maria mit ihrem Fläschchen so viel Freude hatte und ihre Mama sich nun wieder vermehrt anderen Dingen zuwenden konnte, entdeckte ich recht bald eine neue Leidenschaft: Oliven mit Mandeln.

Ich war schon immer eine Genießerin. Essen ist einfach etwas Herrliches, es kommt bei mir gleich nach Sex und Musik.

Als ich vor dieser Zeit mit meinem Mann das erste Mal in Griechenland war, schwor ich mir nach diesem Urlaub eine Olivenliebhaberin zu sein. Geschmeckt hatten mir zu diesem Zeitpunkt weder die schwarzen noch die grünen, aber ich fand diese Früchte außerordentlich erotisch und ich wollte sie einfach mögen.

Und so war es dann auch. Sieben Tage lang aß ich zu jeder Mahlzeit eine Olive und am Ende liebte ich sie. Irgendwie hatte ich gespürt, dass das so sein würde.

Was ich keineswegs gespürt hatte, war, dass sich schon den ganzen Frühling über ein Embryo in meiner Gebärmutter gemütlich eingerichtet hatte.

Ich futterte die Oliven in mich hinein, in Kombination mit Mandeln waren sie ein absoluter Hochgenuss, eine wahre Gaumenfreude. Während ich mit meiner Freundin Herta telefonierte, ging ich, wie so oft wenn ich telefoniere, im Zimmer auf und ab und jedes Mal wenn ich beim Esstisch vorbeikam schob ich mir eine Olive, gefüllt mit einer Mandel in den Mund.
„Ach herrlich! Mensch Herta, das musst du probieren! Kennst du Oliven mit Mandeln, köstlich! Ich könnte mich nur mehr davon ernähren, so lieb ich die!"

Plötzlich vernahm ich ein „Nana, verdächtig!" im Ohr, in einem Ton, wie es wohl nur die beste Freundin fertig bringt.
„Herta? Was meinst du?"
Mir schwante Schreckliches: „Ach Quatsch! Ich bin nicht schwanger, das kann ja gar nicht sein."

Sehr überzeugend konnte ich mir einreden, dass ich diese

Olivensucht als Ersatzhandlung für das Stillen entwickelt hatte. Denn ich war ziemlich frustriert ob der Tatsache, dass mein 10 Monate altes Kind mit dem Fläschchen ganz offensichtlich mehr Freude hatte als mit meinem Busen.

Ich glaube, dabei ging es nicht nur um mütterliche Selbstzweifel, denn mein kleiner Busen taugte ansonsten wenig zur Betonung meiner im Grunde prallen und wilden Weiblichkeit. Die 13 Monate Stillzeit bei Sarah hatten meinen Busenkomplex ja verdrängt. Nun war er in alter Pracht zurückgekehrt, der Komplex. Darum fraß ich eben diese Öldinger.

„Na, das haben schon viele geglaubt!", hörte ich meine erfahrene 50-jährige Freundin unken. Ich mag solcherlei Aussagen nicht, denn sie wecken in mir ein zartes, jedoch zermürbendes Unbehagen.
Es schien mir höchst unwahrscheinlich, dass sich *bei dem einen Mal* vor vielen Wochen ein neuer Mensch den Weg in unser Leben gebahnt haben könnte. Obwohl, der Akt war leidenschaftlich, wie schon lange nicht mehr. Ich weiß noch genau, es war in einer Samstagnacht gewesen. (Der Klassiker) Wir hatten Besuch und tranken ein wenig Wein. Leicht angeheitert gingen wir nach Mitternacht zu Bett und vergaßen diesmal sogar, dass das blöde Bett quietschte, was mich sonst sehr gestört hatte.

Das war die einzige Möglichkeit, wie es passiert sein konnte. Dennoch glaubte ich es nicht.

„Wann hast denn die Regel gehabt?"
Was für eine merkwürdige Frage in diesem Zusammenhang von Herta. Musste das denn sein?
„Naja, ich würde jetzt doch mal auf dem Kalender nachschauen", war ihr altkluger Ratschlag.
SO eine alte Miesmacherin!

Auf dem Kalender war nichts zu sehen, denn ich hatte noch nicht wieder daran gedacht, meine Zyklen zu notieren. Ich wusste zwar, dass Stillen keine zuverlässige Verhütungsmethode darstellt, doch war zwischen meinem Mann und mir seit Marias Geburt eine merkwürdige Distanz entstanden. Martin war ein überfürsorglicher Vater, aber seine Frau nahm er fortan eher am Rande wahr. Erotische

Zusammenkünfte waren äußerst rar. Ich sah also definitiv keine Gefahr, schwanger zu werden.

Dennoch hatte mich Hertas Aussage auch noch am nächsten Tag beschäftigt. Und am übernächsten Tag. Wer kann schon sicher sein?

Ich kaufte dann doch einen digitalen HCG-Test, den ich heimlich machte. Mein Mann wusste davon rein gar nichts.
Als ich einen fetten Strich im Testfenster erspähte, glaubte ich, mich trifft der Schlag.
Sofort schrieb ich Herta eine SMS.
Herta war natürlich nicht überrascht: „Na, hab ich's dir nicht gesagt?!"
Scheiße! Und was mach ich jetzt? Ich rief sie an.
Meine feministische Freundin legte mir dar, dass ich mir überlegen musste, ob ich es denn bekommen wollte. Immerhin war es eine große Aufgabe, wenn auch die Beziehung nicht so klappte.

Wie bitte?! Was für eine Frage?!
Das konnte sie mir doch nicht wirklich unterbreiten: „Herta, was sagst du da? Du kennst mich doch, das würde ich niemals tun! Selbst wenn ich 10 Kinder bekommen müsste, selbst wenn ich mit meiner Schar unter der Brücke hausen würde müssen, ich würde niemals, ich betone NIEMALS eines zurück schicken!"
Natürlich meinte sie es nur lieb. Sie merkte, dass ich völlig durch den Wind war und wollte mir jetzt einfach keinen Druck machen. Ich beschloss, es einfach mal wirken zu lassen und danach die nächsten Schritte zu überlegen.
Nach dem Telefonat beobachtete ich meinen Mann, wie er liebevoll mit Maria spielte. Er war so ein lieber Vater, keine Frage, aber ein wenig überfordert mit allem. Nun musste er sich tatsächlich eine normale Arbeit suchen um uns durchzubringen, was ihm gar nicht schmeckte. Aber er tat es, pünktlich und konsequent.

So richtig auf die Erde geholt hat ihn wohl erst die Geburt seiner Tochter. Er liebt sie inniglich. Einmal während eines Streits, bei dem ich ihm vorwarf, er würde sowieso nichts und niemanden außer sich selbst brauchen, kam es am Ende zu einem Punkt, wo er ganz ruhig wurde. Er saß da mit der Stoffwindel seiner Tochter, die eben erst nach dem Stillen und anschließendem Gespeibe (Maria war ein

Speihkind, sie spuckte die Hälfte der Muttermilch beim Bäuerchen wieder heraus), eingeschlafen war. Er hielt den weißen Stoff vor sein Gesicht, grub sich mit der Nase tief hinein und sah mich traurig an.
Dann meinte er: „Wenn ich allein irgendwo, in Indien, auf den Malediven oder in China wäre und diese Windel von Maria, voll von deiner Milch in die Hände bekäme, ich würde sterben vor Schmerz!"

Wir weinten dann beide und hielten uns lange in den Armen.

Es war ein Auf und Ab. Die Arbeit als Staplerfahrer begeisterte ihn nicht, aber er wollte für seine Familie sorgen, dazu gehörte eben auch die Pflicht.

Trotzdem war ich nicht sicher, wie er mit der neuen Hiobsbotschaft klar kommen würde. Noch ein Kind!? Mir fiel ein, was mir Monate zuvor bewusst geworden war.
Da fehlt noch mein Sohn!
Ich beruhigte mich innerlich, weil ich wieder eine Ordnung in dieser Fügung erkennen konnte. Es war wohl der große Plan und im Grunde wollte ich nichts anderes, als meine Bestimmung in diesem Leben möglichst gut zu erfüllen.
Also würde ich das auch jetzt so tun!
Meine rechte Hand glitt zu meinem Unterbauch, der noch nicht mal wieder flach geworden war, Marias Geburt war ja erst 10 Monate her.

Als ich es meinem Mann verkündete, schluckte er wohl zuerst, doch dann umarmte er mich und sagte lachend: „Das ist er jetzt, unser Sohn, oder?!"

Und alle Familienmitglieder waren entrüstet, denn anstatt zu sagen: „Ich krieg noch ein Kind!", erklärte ich felsenfest: „Ich bekomme einen Sohn!"
Wie ich das denn wissen könne, das wäre doch wirklich dumm, so etwas zu sagen. Was, wenn es dann doch ein Mädchen wäre.
„Ist es aber nicht!", konterte ich.
Ich war ganz sicher. So sicher, wie ich wusste, dass so etwas wie Gott existiert.

Mit den Monaten bemerkte ich in der Tat eklatante Unterschiede

im Schwangerschaftsverlauf. Bei meinen Mädels war ich schnell ziemlich aufgedunsen, meine Haut wurde fleckig und unrein und man sah schon von fern, dass ich schwanger war, weil ich in die Breite ging.
In diesem Fall war das nicht so. Ich hatte diesen typischen Spitzbauch. Von hinten sah ich ganz schlank aus, hatte meine Taille und meine Haut war wunderschön. Ohne ein Körnchen Unreinheit. Auch ansonsten fühlte ich mich kraftvoller und energischer. Das anfängliche Schwächegefühl der ersten Wochen fiel weitaus gelinder aus, als bei den ersten Schwangerschaften. Leider jedoch fehlten auch die sexuellen Hochgefühle.

Als dann in der 18. Schwangerschaftswoche der Frauenarzt noch eindeutig ein Pimmelchen sah, konnte ich endlich gezielt meinen ersten blauen Strampler einkaufen gehen.

*

FLOHMARKT

Ich liebe diese altmodischen Strampelhosen für Kleinkinder! Ich weiß, sie sind leider ziemlich out geworden, was ich sehr schade finde, da es auch in dieser Sache wieder bloß um Mode und Aussehen geht. Vorstellen kann ich mir nicht, dass sich so ein Neugeborenes in Jeans mit Nähten und einem Hemd mit Mascherl, Rüschenkleidchen oder Nylonstrumpfhose wohl fühlt.

Ich frage mich, ob es wirklich nötig ist ihnen das schon so früh anzutun. Ein Baby ist ein Baby und bekommt eine Windel, einen Body und einen durchgehenden, einteiligen Strampler. Da drückt nix, da stört nix, da engt nichts ein.
Und ein Mützchen nicht zu vergessen! Die Kleinen sind es gewöhnt, Begrenzung zu spüren und erst recht am Kopf. Auch dies gehört zu einem sanften Ankommen in dieser weiten, klimatisch unbeständigen Welt dazu.

Einen Pucksack[1] habe ich leider erst später entdeckt, sonst hätte ich den sicher auch damals schon gekauft.

Am liebsten kaufe ich also Kinderwäsche auf dem Flohmarkt oder in Tauschboutiquen:

Ich mag es,
1. wenn es altmodisch ist,
2. wenn es schon mehrmals gewaschen wurde, die vielen giftige Farbstoffe und Tenside weggewaschen sind; man selbst wäscht und bügelt Kinderwäsche ohnehin nochmal, dann sind auch eventuelle Keime passé,
3. wenn es günstig ist,
4. wenn ich einer anderen Mama damit das Taschengeld aufbessern kann.
5. wenn ich dazu beitragen kann, dass die eine oder andere Frau in Bangladesch nicht gar so hart dafür arbeiten muss.

Ich finde wir verwöhnten Mitteleuropäer sollten auch in diesem letzten Punkt umdenken. Wir beuten mit unserer Gier arme Menschen aus, die richtig krank werden. Viele arbeiten 18 Stunden am Tag in stinkenden, giftverdampften Fabriken für einen Monatslohn, mit dem sich keine Putzfrau bei uns an einem Tag zufrieden geben würde. Und das Alles damit wir uns die billigen Fummel kaufen können, die dann nach zweimal tragen im Schrank verstauben. Was für ein Wahnsinn! Und noch dazu sind die meisten Sachen giftig. Ich habe einmal gelesen, wenn man Kinderkleidung von der Stange kauft, muss es drei- viermal gewaschen werden, damit es gesundheitlich halbwegs unbedenklich für einen Säugling

---

[1] PUCKSACK: Ganzkörperstrampelsäckchen für das Neugeborene zum „Pucken". Es vermittelt Babys Geborgenheit und Begrenzung. Der Pucksack ist enger als ein normaler Schlafsack und sowohl die Ärmchen, als auch die Füßchen befinden sich darin. Damit wird das vorgeburtliche Engegefühl in der Gebärmutter nachgeahmt. Dabei ist es wichtig, dass ganz besonders die kleinen Füße ohne Stoffbarriere miteinander in Kontakt sind. Der „Moro-Reflex" des Neugeborenen, ein unwillkürliches Zucken, das entsteht, wenn das Baby keine körperliche Begrenzung erlebt, ist häufig Grund für das Aufschrecken im Schlaf. Unruhige Babys beruhigen sich meist sehr schnell im Pucksack und schlafen darin auch viele Stunden friedlich und geborgen.

ist. Das stelle man sich mal vor!
Nein, auch damit will ich nichts zu tun haben. Klar kaufe ich mir hin und wieder billige Kleidung, den Boutiquepreis kann ich mir halt nicht leisten, aber ich versuche es in engen Grenzen zu halten. Und schon gar nicht will ich meinen Kindern so etwas anziehen. Das wissen auch alle Angehörigen und Freunde und viele richten sich danach.

Leider habe ich wenig Zeit und zu wenig Talent zum Handarbeiten, denn im Grunde würde es mir gut gefallen, unsere Kleidung selbst nähen zu können. Vielleicht finde ich ja eine beherzte Schneiderin in der Nähe, die zum Tausch dafür vielleicht Gesangsunterricht bei mir nehmen möchte. Seit kurzem sind auch wir Mitglieder beim Talente-Tauschkreis. Hier wird bargeldlos alles getauscht, was man sich nur vorstellen kann. Von Lebensmitteln über Beratungen, Dienstleistungen, bis hin zu Nachhilfeunterricht und Waren aller Art. Es freut uns sehr, ein Teil dieses stetig wachsenden, innovativen Projektes zu sein. Wir können es jedem empfehlen.

*

Leben und Sterben
Kommen und Gehen

Mit jeder Geburt stirbt auch etwas. Und mit jedem Tod beginnt etwas Neues.
Tod und Geburt gehen oft gemeinsam einher...
Die meisten Mütter die ich kenne, haben mir bestätigt, dass immer wenn sich ein neuer Mensch ankündigt, ein naher Angehöriger sich verabschiedet. Das habe auch ich immer wieder so erlebt. Bei Sarah war es meine Großmutter gewesen, bei Maria meine liebe ältere Freundin Elsa. Als Simon unterwegs war, verstarb der Vater meines Freundes.

Was hat das wohl zu bedeuten?
Man wagt es kaum, sich vorzustellen, ob diese Verstorbenen mit den Neugeborenen in irgendeiner Form etwas zu tun haben, wie etwa

bei Reinkarnation. Vielleicht helfen „die Alten" den Jungen beim Übertritt in diese Welt. Es scheint irgendeine geheimnisvolle Verbindung zu geben. Soll alles nur Zufall sein? Gibt es denn überhaupt Zufälle?

Darüber könnte man jetzt wohl eine kleine Ewigkeit nachsinnen, doch das zu erfassen, muss jeder Mensch für sich entscheiden.

Schwangeren wird ja nachgesagt, dass sie derartiges auf besondere Art wahrnehmen. Ebenso dass Todesfälle Nahestehender sie stärker mit der Vergänglichkeit eines jeden Lebens konfrontieren. Dies rührt sicherlich aus einer erhöhten Angst um das neue ungeborene Leben.

Ich war bei Simon im 5. Monat schwanger, als im Käfig unseres neuen Chinchillamädchens, (wir hatten es drei Wochen zuvor in der Tierhandlung gekauft) eines Morgens ein quietschendes Chinchilla-Baby lag. Ich hatte zuvor noch kein Chinchilla-Baby gesehen und verliebte mich sofort in dieses entzückende kleine Ding. Groß kam es mir vor und ich freute mich mit seiner Mutter, die, ganz offensichtlich selbst überrascht neben ihm saß. Sie schien nicht recht zu wissen, was zu tun war. Irgendwann setzte sie sich auf ihr Häuschen und schlief ein, während ihr Kind da ganz allein auf dem Käfigboden lag und suchte. Vielleicht hatte es Hunger? Sofort recherchierte ich im Internet, was denn unser kleines Chinchilein jetzt von uns brauchen würde.
Da stand: Nichts.
Die Natur macht das. Eigentlich klar, dachten wir.
Auch unsere Kinder waren restlos begeistert von diesem Neuankömmling und hockten vorm Käfig, um aufzupassen.

Aber irgendetwas stimmte nicht, dachte ich. Andererseits wollte ich nicht in den natürlichen Lauf eingreifen. Die Mutter ging nur kurz zu ihrem Kind, dann sprang sie wieder auf ihren Beobachtungsposten einen Stock höher.
Warum wollte sie nicht mit ihrem Kind kuscheln?
Vielleicht maß ich dem ganzen Geschehen einen Hauch zu viel Romantik bei, aber seltsam fand ich es schon. Entwickelt diesen Mutterinstinkt nicht jede Säugetiermutter?

Ein paar Stunden später lag das Kleine tot am Boden. Ein Freund von uns, der Veterinärmedizin studierte, erklärte, dass es sich um ein krankes Kind gehandelt haben muss, deswegen hatte seine Mutter es wohl verstoßen.

Was ich empfand, als mein Mann mir vom Ableben des süßen Tierchens berichtete, hätte dramatischer nicht sein können. Schluchzend betrauerte ich das kleine Wesen, welches ich wenige Stunden zuvor ins Herz geschlossen hatte. War es womöglich die Tatsache, dass mein Kleiner zu diesem Zeitpunkt in meinem Bauch wohl ebenfalls Chinchillababygröße maß? Mir schnitt es ins Herz.

Ich mag Tiere sehr gerne, doch seit ich Kinder habe, behandle ich meine Haustiere auch nicht mehr wie meine Kinder. Das heißt, dass ich heute einen gesunden Abstand entwickelt habe. Mensch ist Mensch und Tier ist Tier. Dennoch bekam ich zu dem kleinen Chinchilla diesen Abstand nicht hin.

Ich kam zu sehr in Berührung mit der brutalen Tatsache, dass junges Leben sehr zerbrechlich ist. Was, wenn das Kind in meinem Bauch einfach sterben würde? Mit den Notfalltropfen der Bachblütenessenzen schaffte ich es, in der kommenden Nacht einzuschlafen. Doch das letzte Bild vor meinem inneren Auge war das kleine Chinchillakind.

Das Leben und der Tod, beides gnadenlose Gegner. Es ist nicht selbstverständlich, dass wir gesunde Babys bekommen, dass sie zu Erwachsenen heranreifen, ohne irgendwo auf der Strecke dahin Schaden zu nehmen, sei es jetzt, bei einem Unfall oder durch Krankheit. Ich sah meine beiden Mädels und meinen stetig wachsenden Bauch an und fühlte seit längerem endlich wieder die große Dankbarkeit für den Reichtum dieser Geschenke.

Ich konnte mich glücklich schätzen.

*

Ich erinnere mich....

Neue Verwirrungen
Oktober 2007

Gespannt starrten wir wieder auf den Monitor über dem Gynäkologenstuhl. Was würden wir wohl heute alles über unseren wackeren Jungen erfahren?
„Naja, klein ist er nicht gerade!", verkündete der Doc beinahe feierlich.

Ich war im siebten Monat und konnte in der Tat die Purzelbäume meines kleinen Herkules besonders deutlich spüren. Ich hatte nicht geahnt, dass sich die Kinder im Bauch so unterschiedlich anfühlen konnten. Ganz gewiss musste es ein kräftiger Kerl sein, wenn ich ihn schon jetzt so heftig wahrnahm. Er war zwar nicht zappelig, aber er schien in seinen Bewegungen weit auszuholen. Zu diesem Zeitpunkt war ich noch begeistert von den Tritten, doch das änderte sich zum Ende hin.

Wenn er so groß war, würde ich dann überhaupt eine Hausgeburt machen können? Da ich die beiden, zarten Mädels schon mit letzter Anstrengung gebar, fragte mich der Arzt, ob ich eine Sectio machen möchte. Entrüstet erwiderte ich „Nein! Aber wenn sie sagen, dass er zu groß ist..."
„Wir haben ja noch ein paar Wochen Zeit, dann werden wir ja sehen, wie er sich entwickelt. Ich rate ihnen jedoch beim Essen mit den Kohlehydraten zu sparen, vielleicht bringt es ja etwas."

Die Größe und das Gewicht beschäftigten mich nun sehr. Das erste Mal in meinem Leben dachte ich nun konkret über geburtliche Komplikationen nach, die auch ernsthaft mein Kind gefährden könnten. Zuvor war mir dies nicht in den Sinn gekommen, war ich doch ehrgeizig mit meinem eigenen Körper beschäftigt gewesen. Natürlich hatte ich auch früher leise Befürchtungen, mein Kind könnte nicht gesund sein, aber an eine wirkliche Gefahr hatte ich nicht gedacht.
Dafür jetzt umso mehr.

Was, wenn er nicht durch mein Becken passte?
Was, wenn er sich nicht richtig in den Geburtskanal legte, wenn er eine falsche Position hatte?

Ich dachte nach. Lucia erklärte einmal, dass es für Widrigkeiten wie „hohem Geradstand"[2] oder „Nabelschnur gefährlich um den Hals gewickelt", immer Zeichen gibt, die sehr deutlich sind. Bei einem ernst zu nehmenden Hindernis käme die Geburt zum Stillstand.

Das weibliche Becken wurde in der Schwangerschaft auf diese Stunden vorbereitet, es hat sich entsprechend geneigt, damit das Kind gut heraus gleiten kann. Der knöcherne Apparat ist durch die Schwangerschaftshormone elastischer geworden. Er ist ebenso wenig starr, wie der Kopf des Kindes, dessen Durchmesser dank zwei offener Fontanellen dem Geburtskanal angepasst werden kann. Außerdem könne man sehr gut mit Positionswechsel eine Vergrößerung des Beckenausgangs bewirken. Solange die Wehen kräftig verlaufen und die Mutter in ihrer Kraft engagiert dabei ist, floriert die Geburt und es wird alles gut gehen.

Wäre es eine Beckenendlage zum Zeitpunkt des Geburtsbeginns, dann würde man das früh genug sehen können. In diesem Fall war für mich klar, dass eine Spontangeburt wohl nicht geeignet für mich war. Unter „normalen" Bedingungen, ohne protrahierte Austreibungsgeschichten in meiner Anamnese vielleicht, aber nicht mit diesen straffen Geburtswegen. Außerdem vertraute ich immer noch meiner Homöopathin, für die ich generell keine steißlagengefährdete Mutter bin.

Im Internet las ich nun schon ein paarmal von einer Sternguckergeburt. Das Kind kommt dabei wohl mit dem Kopf voran, doch mit dem Gesicht nach vorne zur Welt, anstatt, wie sonst, nach hinten. Das scheint nicht schwierig zu sein. Was für ein Irrtum!
„Wer glaubt, dass eine Steißlagengeburt schwierig ist, kennt keine

---

[2] HOHER GERADSTAND: hatte ich bei Marias Geburt wegen der Hand im Gesicht, bezeichnet eine Regelwidrigkeit bei der Einstellung des Fötus in den Geburtskanal trotz vollständiger Muttermundseröffnung und kräftiger Wehen der Mutter.

Sternguckergeburt", schrieb eine Betroffene in einem Forum.

Und in der Tat muss die Gebärmutter noch mal einen Gang höher schalten, sie muss stärkere Wehen produzieren, damit das Baby gut voran kommt. Denn wo ein Fötus im Normalfall einen beträchtlichen Teil der Geburtsarbeit übernimmt, kann er in diesem Sonderfall nichts tun.
Normalerweise erleichtert er mit einer großen Streckung des Rumpfes der Mutter die Arbeit. Allerdings ist es bei einer „hinteren Hinterhauptslage" schlicht unmöglich für ihn, irgendwie mitzuhelfen. Er muss eine Zwangsbeugehaltung einnehmen und drückt dadurch mit seinem Kopf permanent auf das Kreuzbein der Mutter, was die Schmerzen noch intensiviert. Wehenpausen nimmt man angeblich kaum mehr wahr.

Und auch in meinen klugen Büchern fiel mir nun diese seltsame Lage auf. Eine meiner Lieblingsautorinnen widmete dieser Besonderheit sogar ein eigenes Kapitel und erläuterte darin, dass auch die „Hintere Hinterhauptslage" definitiv eine (vaginal-) geburtstaugliche Lage darstellt. Man sollte sich jedoch auf eine längere und anstrengendere Geburtsarbeit, insbesondere in der Austreibungsphase einstellen. Nicht der schmale Vorderkopf, sondern das wesentlich breitere Hinterhaupt muss über den Damm geboren werden. Beim Austritt des Kopfes rechnet man hier also 2 – 3cm Umfang dazu.
In Krankenhäusern kommen die meisten Sterngucker operativ zur Welt, also entweder durch Sectio oder Vakuum.

Die Sternguckergeburt kommt bei 0,5 – 1 % aller Geburten vor.

Das klang schlimm und dramatisch. Ich rief meine Hebamme an und stellte klar, dass sie mir auf keinen Fall eine Steißlagen- oder Sternguckergeburt zumuten durfte. Obwohl ich vielleicht für manche als tapfer, kühn und mutig galt, so war ich doch nicht lebensmüde.
Man muss seine Grenzen kennen und dies überstieg bei weitem die meinen, das wusste ich.
Lucia beruhigte mich und versicherte mir plausibel, wie interessiert sie ganz persönlich an erfolgreichen Geburtsausgängen war. Ich vergaß unter all meiner hartnäckigen Kümmernisse, wie viel Verantwortung sie selbst zu tragen hatte. Immerhin war sie seit 30

Jahren eine freiberufliche Hebamme. Fehler konnte sie sich nicht erlauben, denn wie schnell würde es sich herum sprechen und niemand würde sie mehr aufsuchen?

Im Grunde sehr ungerecht, denn in den Krankenhäusern passieren täglich unzählige Fehler und Pannen, und obwohl die meisten Patienten dies untereinander bereden und sich dessen bewusst sind, gibt es so gut wie keine Konsequenzen für die Verantwortlichen.
„Da kann man halt nix machen!" Und schon ist es entschuldigt.

Bei all meinen früheren Recherchen waren abnorme Kindslagen nie ein Thema gewesen. In dieser Schwangerschaft drängten sie sich aber aufdringlich in mein Bewusstsein.
Sogar mein Mann meinte einmal: „Was hast du nur dauernd jetzt mit dieser Sternguckergeschichte?"
Auf jeden Fall einen Heidenrespekt!
War es nicht unsere Bekannte Edith, die so eine Geburt hatte? Als wir sie damals im Krankenhaus besucht hatten, fanden wir sie auf dem Gang der Geburtenstation, das Kinderbettchen müde vor sich herschiebend. Schnell bemerkte sie uns und kam uns mit blutroten Augen entgegen.
OH SCHRECK!
Alles, was normalerweise im Auge weiß ist, war bei ihr rot. Beim angestrengten Pressen waren ihr unzählige Adern in den Augen geplatzt. Wäre doch eine gute Idee gewesen, die Atemtechnik ein wenig zu üben.

Ihre Erzählungen waren alles andere als idyllisch. Als die Damen und Herren im Kreißsaal dahinter kamen, dass Ediths Tochter deswegen schon eine Weile länger als normal auf sich warten ließ, weil sie eine Sternguckerin war, warfen sie sich panisch auf ihren Bauch, schickten den Vater aus dem Zimmer, verpassten ihr einen ordentlichen Dammschnitt und zogen das Kind mit dem Vakuum aus ihrem Körper. Edith war entsetzt über die verzweifelten Reaktionen der lauten Geburtshelfer, welche die Sache noch dramatischer gestalteten, als sie ohnehin für die erschöpfte und entmutigte Frau schon war. Sie war nach diesem Erlebnis eine Zeit lang sehr verändert und gab zu, dass sie viele Flashbacks von der gewaltsamen Entbindung ihres 1. und wohl einzigen Kindes hatte.
Sie tat mir sehr leid und keinesfalls wollte ich so etwas erleben

müssen. Und wenn doch, dann nur mit Kaiserschnitt.

Lucia war sehr zuversichtlich, dass auch diesmal einer Hausgeburt nichts im Wege stehen würde. Ich sollte einfach vertrauen, mit meinem Kindlein kommunizieren und es bitten, an Tag X auch fleißig mitzuarbeiten.

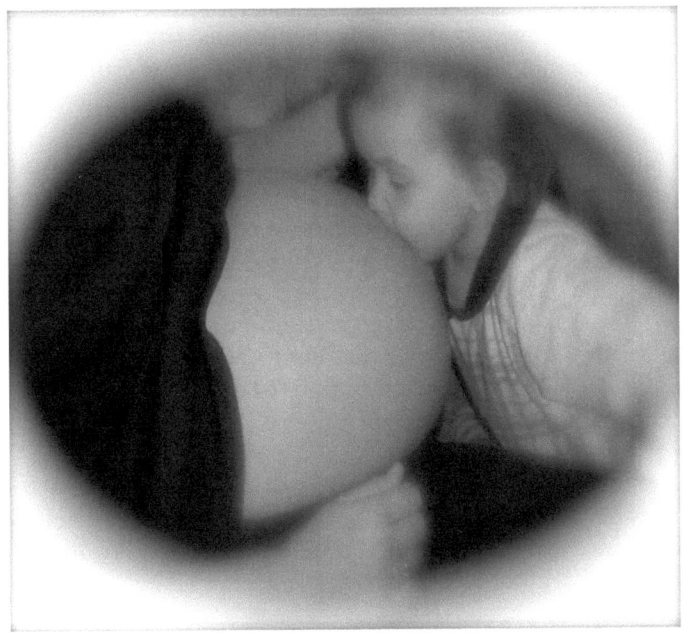

*

DAMMBALLON

In dieser Schwangerschaft entdeckte ich im Internet einen aufblasbaren Ballon, der versprach, eine Episiotomie oder einen Dammriss verhindern zu können. Also, die westliche Antwort auf diese Kürbissache in den vermeintlich armen Ländern. Natürlich musste ich den haben. Ganz aufgeregt nahm ich ein paar Tage später mein Päckchen entgegen und nach eingehender Untersuchung freute ich mich, denn es schien perfekt zu sein. Wie lange hatte ich auf so etwas gewartet?

Und nun begann das tägliche Training. Immer grad so weit, wie ich es aushalten konnte wurde der Ball aufgeblasen. Das war anfangs ziemlich zäh. Es schien keinen Fortschritt zu geben.

Man führt, am besten mit Gleitgel, den Ballon in kleinem Zustand in die Scheide ein. Dann beginnt man zu pumpen. Nach viermal pumpen begann es schon unangenehm zu werden, nach 6 mal spannte es, bei 10 musste ich aufhören. Was für ein eigenartiges Gefühl das doch ist, so gedehnt zu sein. Man soll nicht glauben, was so ein paar Millimeter ausmachen können!

Mit einem Schneidermaßband konnte ich den Fortschritt kontrollieren. Ich begann zu experimentieren. Wie oft musste ich pumpen, um den Ballon auf die erforderliche Größe, sprich Kindskopfgröße, zu bringen?

Die meisten Säuglinge haben zum Zeitpunkt der Geburt einen Kopfumfang zwischen 32 und 36cm. So genau lässt sich das allerdings nicht bestimmten, denn die Fontanellen des kindlichen Schädels können sich noch prima ineinanderschieben, was den Umfang deutlich verkleinern kann. Außerdem ist der Kopf eines Neugeborenen noch sehr weich und das Gewebe in der Geburtsphase extrem elastisch. Lucia meinte immer, die Frauen bekommen vor der Geburt ein ganz besonderes Aussehen, ihre ganze Haut wird wie Wachs. Auch daran würde sie erkennen können, dass sich das Kind in Bälde auf den Weg machen würde.

Trotz all dieses Wissens half es mir ungemein, selbst etwas tun zu können. Es machte mich zuversichtlicher. Ich hatte beschlossen mit meinem Training etwa 30cm Umfang zu erreichen.

Eine enorme Spannung, die entsteht, wenn sich der Kopf des Kindes langsam aus der Scheide schiebt, eine ungeahnte Intensität, auf die man vorbereitet sein sollte. Normalerweise ist das nicht möglich, außer man hat so einen Ballon, bzw. etwas Adäquates zum Dehnen. Wenn ich an die paar Abstecher in den Erotikshop zurückdenke, muss ich mich sehr wundern, welche XXXL-Dildos da angeboten werden. Wie geht denn bitte so etwas? Sind die für Frauen, bei denen die Kinder gleich beim ersten Pressen rausflutschen?

Für mich war das ziemlich anstrengend.
Eine unglaubliche Erfahrung. Es fühlte sich so an, als würden nicht nur meine Geburtswege, sondern mein ganzer Körper immer mehr auf gedehnt werden. Unwillkürlich öffnete ich auch den Mund ganz weit, was sehr gut ist, denn der Beckenboden und der Mund haben eine besondere Verbindung. Öffnet man den Mund kann sich auch die Vagina noch weiter machen. Ich begann zu experimentieren. Gemeinsam mit meinem Mann. Ich erinnere mich sehr gerne daran, denn es waren ausgesprochen innige, erotische Abende, die wir damit verbrachten, das Geheimnis um die magischen Fähigkeiten meiner Lotusblüte zu lüften.

Es fiel mir auf, dass es jeden Tag ein wenig anders war. An manchen Tagen, wo ich besonders gestresst und genervt war, da zeigte sich auch mein Beckenboden nicht besonders kooperativ. War ich jedoch sehr müde, und wir übten trotzdem, gelang dieses Fallenlassen schon viel besser. Mein Kopf hatte sich aufgrund der Müdigkeit tatsächlich fast „abgeschaltet". Ich war sozusagen völlig „schlapp". Und siehe da, wir waren schon wieder 4 cm weitergekommen.

Die besten Resultate erzielten wir jedoch, wenn wir besonders Lust aufeinander hatten. Wir sind zwar nicht immer völlig pflichtbewusst an die Sache heran gegangen, hatten uns aber vorgenommen die Übungen diszipliniert bis zum Schluss weiter zu machen. Am aller produktivsten für den Beckenboden aber waren innige Zungenküsse. Die „Ergebnisse" machten zuversichtlich. Ich habe dazu einmal gelesen, dass Küsse und Bruststimulation die Eröffnung des

Muttermunds erleichtern und wundersam beschleunigen können. Das kann ich mir in der Tat gut vorstellen. Mal sehen, vielleicht probieren wir es an Tag X sogar aus.

Aber passen alle diese Intimitäten wirklich in einen Kreißsaal? Ich weiß nicht.
Genau darum will ich nicht dort hin!

*

WASSERGEBURT

Im Wasser zu gebären war stets ein inniger Wunsch, der mir leider verwehrt geblieben ist.
Ich selbst bin wohl eine Erdgebärende. Leider. Ich habe bisher alle meine Kinder auf dem Gebärhocker zur Welt gebracht. Dabei hatte ich es mir im Wasser so schön vorgestellt. Außerdem liebe ich die Badewanne. Sie war oft das einzige, was mir das Kreuzweh lindern konnte.

Bei meinem dritten Kind durfte ich die Eröffnungswehen, sowie den Großteil der Pressphase darin verbringen, was mir ungeheuer half. Ich konnte mich bewegen, meinen schweren Körper im warmen Wasser sanft hin und her schaukeln, mein Becken kreisen lassen, eigentlich jede Position einnehmen, die ich wollte. So leicht fühlte ich mich. Simon war ja eine Sternguckergeburt.
Jedoch war es trotz der großen Anstrengung meine angenehmste Geburt gewesen, weil ich im Wasser sein konnte. Zur eigentlichen Geburt selbst wollte ich wieder auf den Hocker. Warum genau, ich weiß es nicht.

Ich nehme mir fest vor, mein viertes Kind im Wasser zu bekommen. Einmal muss ich das erleben! Ich weiß, im Wasser ist alles viel besser zu ertragen.

Es erschien mir vollkommen logisch, dass im Wasser

verletzungsfrei geboren wird. Warmes Wasser regt die Durchblutung an, das Gewebe wird elastisch und Muskeln entspannen. Wie konnten wir so eine Wassergeburt nun umsetzen? Wir hatten eine schöne Badewanne, nicht die kleinste Variante, jedoch für meine Begriffe ungeeignet. Ich konnte mich nirgends festhalten und sah kaum eine Möglichkeit für meine Hebamme, mich darin effektiv unterstützen zu können. Ich muss zugeben, es war auch wenig komfortabel. Die Wanne war zwar schick, aber nicht wirklich bequem, und außerdem war nicht mal bei voll eingelassener Wanne der ganze Bauch unter Wasser. So machte das wenig Sinn.

Ich zog das Internet zu Rate und fand heraus, dass alles Mögliche als alternative Geburtsbecken verwendet werden konnte, angefangen vom Kinderplanschbecken bis zur Regentonne. Ein speziell als Geburtspool tituliertes Produkt kostete jedoch ein kleines Vermögen. Aber war eine dunkle Tonne dem wirklich vorzuziehen?

Bei meinen Recherchen in einem Elternforum bekam ich den Wink einer Wassergeburtlerin, die in England einen günstigen, superstabilen Pool entdeckt hatte und kurz zuvor darin ihrem 4. und größten Kind völlig unversehrt das Leben geschenkt hatte.

Und wahrhaftig: Dieser Pool schien sehr stabil zu sein, mit zwei praktischen Haltegriffen an den Seiten und einem Preis, der sich sehen lassen konnte. Diese Variante war auch für uns leistbar. Wassergeburt musste also nun kein Luxus mehr bleiben.

Sofort bestellten wir ein Exemplar. Geliefert wurde es nach einer Woche und als wir den Pool zum Test in unserem großen Badezimmer aufstellten waren wir mehr als zufrieden.

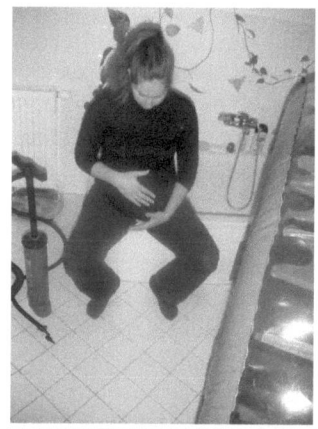
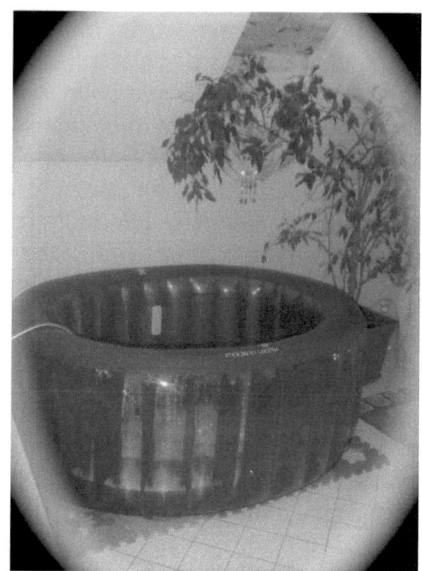
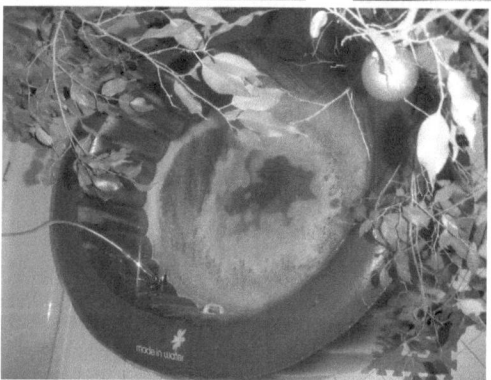

Am Abend ließen wir Meerwasser ein und nahmen ein Probebad. Ich war sofort hellauf begeistert. Es verlieh mir große Zuversicht für die Hausgeburt meines wahrscheinlich doch etwas größeren Kindes. An den innenliegenden Haltegriffen konnte ich mich gut festhalten, mich bewegen, mich ausstrecken und darüber lehnen. Es war einfach außerordentlich erfreulich. Auch Sex wurde darin seit langer Zeit wieder zum Vergnügen. Mein Körper fühlte sich ganz leicht an und das Entspannen ging wie von selbst.

Genau hier wollte ich meinen Sohn bekommen!

Jeden Abend lag ich nun ein-zwei Stunden darin und erlebte meinen hochschwangeren Körper noch einmal anders. Ich liebte es nackt zu sein und aalte mich im Wasser. Ich meditierte zur großartigen Musik von James Horner und stellte mir im Geiste eine ganz leichte Geburt vor. Und da ich mich so geborgen und gelöst, wie sonst nie, erlebte, wusste ich in diesen Stunden, dass nichts schief gehen konnte.

Und siehe da, diese ruhigen Stunden hatten offensichtlich etwas nie Dagewesenes bewirkt, denn als wir das letzte Mal in den Weihnachtsferien zu Lucia fuhren, hatte sie eine unerwartete Überraschung für mich: „Stell dir vor, dein Muttermund ist bereits einen Zentimeter offen. Magst du einmal das Köpfchen deines Sohnes spüren?"
Ich konnte nicht glauben, was sie mir da offenbarte. ICH sollte den Kopf meines ungeborenen Kindes berühren können?! Viel zu neugierig war ich, um dieser Aufforderung nicht nachzukommen. Ich konnte ihn wirklich spüren, meinen Sohn! So weit war er schon. Ich war sehr stolz!

Da ich nun wusste, wie ich es selbst ertasten konnte, untersuchte ich täglich im warmen Meersalzwasser ganz behutsam meinen Muttermund und streichelte Simons Kopf. Doch es war nicht seine Stirn, die ich, wie ich glaubte, berührte.

*

Simon, der Sterngucker

„Autsch!"
Ein besonders starker Tritt nach unten in meine heiligen Weichteile ließ mich aufschreien. Da war aber noch etwas Anderes. Zweifellos hab ich da auch einen hörbaren Knacks aus meinem Bauch vernommen.
Und sofort geschah das, worauf ich seit Wochen mit gemischten Gefühlen wartete: Viel warmes Wasser begann aus mir zu fließen und hörte auch so schnell nicht mehr auf damit.
„Oh Gott!"
Die wasserdichte Auflage unter meinem Popo saugte sich voll mit dem geheimnisvollen Nass aus meinem Körper. Was für ein Gefühl!
Ich betaste meinen riesigen Bauch, er war in der Tat ein wenig weicher geworden. Keineswegs kleiner, aber irgendwie entspannter. Immer noch floss es lautlos und stetig aus mir heraus, entspannt war ich nicht.

Es war ein Donnerstag, der dritte Tag des neuen Jahres, 4 Uhr früh.
Ich war geschockt. Irgendwie versuchte ich Fassung zu bewahren, erwachsen zu reagieren ob dieser tiefen Angst, die da laut wurde in mir. Und wie laut! Es klang wie das Wimmern eines kleinen Mädchens.
Es wollte sofort flüchten, mit dem, was sich da abzeichnete, gar nichts zu tun haben. Entsetzt konnte es jedoch nur zusehen, wie die erwachsene Frau, deren „Stunde" nahegerückt war ihre linke Hand ausstreckte, um ihren Mann zu wecken. Die Hand stupste vorsichtig seinen breiten Rücken an.
„Schatz."
Er reagierte nicht.
„Schatz, es geht los."
Der breite Rücken drehte sich langsam um und murmelte verschlafen: „Hmmm?"
Schwindel überkam mich, als ich die brandneue Information zum zweiten Mal verkündete: „Schatz, es geht los!"

Der Tag davor

Das Handy läutete. Natürlich wieder einmal, als ich auf dem WC saß. Wie so häufig in letzter Zeit. Das Telefon zu erreichen versuchte ich erst gar nicht mehr, da ich bereits viel zu langsam und auch zu träge war. Außerdem ersparte ich mir den Stress. Wie gut, dass das in meinem Zustand jeder verstand.

Es konnte meine Mutter sein, die mich nun mindestens drei Mal pro Tag anrief, um zu hören, ob auch alles in Ordnung sei und ob ich noch ganz wäre. War es für mich tatsächlich in Ordnung, wenn ich noch „ganz" war? Immerhin näherte ich mich Tag X in rasend schnellem Tempo. Eine Woche noch.

Insgeheim hegte ich stets die Hoffnung, meine Kinder würden ein paar Wochen früher kommen. Bei meinen ersten beiden ging mir dieser Wunsch auch in Erfüllung, doch dieser hier, mein ersehnter Sohn, tat mir diesen Gefallen wohl nicht.

„Dem strammen Buben geht's prächtig in ihrem Bauch!", wurde mir mehrmals bei den Vorsorgeuntersuchungen im Krankenhaus berichtet.

Er machte auch überhaupt keine Anstalten, dieses Schlaraffenland jemals wieder zu verlassen. Seit Wochen wartete ich auf Wehen, auf einen Schleimpfropf, auf ein paar verdächtige Seufzer (die man kurz vor Geburtsbeginn spannungsentladend von sich geben soll), auf den Höhepunkt des Nestbautriebes.

Auf dieses „Ich mag nicht mehr"-Gefühl musste ich längst schon nicht mehr warten. Das quälte mich seit Wochen. Und es konnte immer noch zu nehmen.

Wenn ich vom Klo aufstand stöhnte ich wie eine alte Dampflok. Das wievielte Mal war das an diesem Tag gewesen? Das 23. Mal in etwa. Ich dachte bei mir: „Vielleicht sollte ich mir im großen Badezimmer ein Bett aufstellen." Wie immer riskierte ich einen kurzen Blick in den Spiegel beim Rausgehen. Mir wurde zum wiederholten Male bewusst, wie riesig der Ballon war, den ich vor mir hertrug, und ich fragte mich, wie mächtig erst dieser ungeborene Mensch in mir sein musste, der jeden Moment aus meinem Körper rausdrängen konnte. Obwohl es mein drittes Kind war, meine dritte Geburt bevorsteht, hatte ich doch wieder richtig Angst.

Mein Kleiner sollte laut Ärzten auch kein Kleiner mehr sein.
Die Prognosen von vier Ärzten zu seiner Ankunft standen schlecht: „In ihrem Fall sollte kein Risiko eingegangen und ein Kaiserschnitt gemacht werden".

Dabei wollte ich doch so gerne wieder eine Hausgeburt.

„Tu dir das nicht wieder an! Geh doch ins Krankenhaus, wo sie dir helfen können!", jammerte meine Mutter ständig. Auf die Hilfe, die sie meinte, konnte ich gut und gerne verzichten. Krankenhausatmosphäre, OP-Leuchte, Gebärbett, Wehenmittel, Wehenhemmer, Zäpfchen, Schnupfmittel, Nadeln, Kreuzstiche, Saugglocken, Dammschnitte, Ärzte, die sich auf die heiligen Bäuche schmerzgeplagter Mütter pressen, um das zerbrechliche neue Leben gewaltsam aus den Körpern raus zu quetschen. Nein danke.

„Gott sei Dank vergisst man ja wie furchtbar so eine Geburt ist, sobald das Kind da ist!"
Ich hoffte sehr, dass mir so ein Szenario erspart bleiben würde, damit ich auch diesmal nichts vergessen musste.

„Erinnere mich bitte in einem Monat an diese mühsame Zeit, wenn es mir wieder gut geht!", bat ich meinen Mann mehrmals.

Er lachte. Er hat keine Ahnung! Wie denn auch?

Ich kam mir so dämlich vor, so empfindlich und wehleidig. Wenn ich länger als 5 Minuten saß, kam ich fast nicht mehr in die Höhe. Nicht mein Gewicht war das größte Problem, sondern mein Kreuzbein und das Becken.

Ich gebe zu, ich war ziemlich verunsichert. Das Kind in mir wuchs und wuchs und dachte nicht daran, dass es auch mal raus musste. Kannte es den engen Gang denn überhaupt? Warum wartete er so lange, um die Geburt in Gang zu setzen? Angeblich entscheidet ja das Kind, wann der richtige Zeitpunkt ist.
Das konnte doch nicht sein Ernst sein! Was mutete er mir da eigentlich zu?
Oder wollte er gar nicht raus?

„Raus kommen sie alle!" Was für ein schöner Tanten-Spruch! Ich konnte im Moment aber nicht drüber lachen. Wirklich nicht!

Alles was ich tun konnte, war brüten und warten.
„Raste dich gut aus!", meinte meine gute Hebamme.
„Du weißt nie, wann es los geht, dann brauchst du deine Kraft."
Ich wusste das doch!
Ich wollte einfach nicht mehr schwanger sein! Vielleicht war ich ja wirklich nicht zum Kinderkriegen gebaut.

Vielleicht hatten die „Krankenhauserer" doch recht...

*

Ich erinnere mich...
Zähe Bedenken und Prognosen

Nun muss ich an die Ärztin auf der Geburtenstation im Waldviertel denken. Auf meiner KH-Expedition war ich auch dort vorbei gekommen. Es war vor zwei Wochen gewesen. Beim Ultraschall prognostizierte mir die leitende Oberärztin ein fast vier Kilo schweres Kind. Und erklärte weiterhin, dass „DER **DA** NIE RAUSKOMMEN" würde können!

„Und sie wollen eine Hausgeburt machen? Das ist unverantwortlich! Auf gar keinen Fall würde ich da meine Zustimmung geben! Sie müssen ja selbst wissen was sie tun, aber der bleibt in Ihrem engen Kanal stecken! Spätestens bei den Schultern wird er hängenbleiben! Was dann? Dann haben sie ein behindertes, wenn nicht gar totes Kind! Das dürfen sie nicht riskieren!"

In diesem Moment bekam ich Angst und furchtbare Gewissensbisse. Ich musste jäh an die Schul-Exkursion im „Haus der Natur" in Salzburg denken. Ich war vielleicht 13 Jahre alt gewesen, und das „Zimmer mit dem Vorhang" war für uns Teenager ein wahrer Magnet. Denn dahinter befand sich DIE Sensation: Eine Ausstellung von in Spiritus eingelegten Missgeburten. Ich konnte kaum hinsehen, obwohl ich wahnsinnig neugierig war. Das Glas mit dem Wasserkopf wird mir wohl ein Leben lang im Gedächtnis bleiben. Und ich weiß noch genau, dass ich mir damals geschworen hatte, auf jegliche Drogen, Tabletten, Nikotin und Alkohol zu verzichten, wenn ich einmal ein Kind bekommen würde.
Da bemüht man sich, wo es geht, alles richtig zu machen, damit man ein gesundes Baby ausbrütet, und dann sollte bei der Geburt ein verhängnisvoller Fehler alles zunichte machen. Und das nur weil man „selbstbestimmt gebären" möchte?

Aber Lucia hatte doch gesagt, es würde klappen. Die aufgeregte Ärztin, die ich 20 Minuten zuvor noch gar nicht gekannt hatte, fand auch meine Hebamme sehr, sehr mutig! Aber meine Geburtswege wären „diesem Kaliber eindeutig nicht gewachsen!"

Als sie auf mich einredete, fiel sie fast auf die Knie, während sie mich anflehte mir das noch einmal zu überlegen.

„Schauen Sie, ich mach ihnen jetzt einen Vorschlag. Ich habe das noch nie so gemacht. Passen Sie auf! Es ist halb elf Vormittag. Ich habe jetzt noch Dienst bis 14 Uhr. Wenn sie zustimmen, mach ich ihnen heute noch die Sectio. Dann haben sie heute noch ihr Kind! Wie wäre das? Bitte gehen sie kein unnötiges Risiko ein!"

Wo war ich eigentlich, fragte ich mich selbst. Da war ich hochschwanger und mit meinem Latein schon fast am Ende und dann kam auch noch eine Frauenärztin daher, die mir die Hausgeburt ausreden wollte. Sie kramte irgendeinen Ausfüllbogen hervor, legte ihn mir unter die Nase und betrachtete mich abwartend. Ich war hin und hergerissen. Was sollte ich denn in so einer Situation tun?

„Schauen Sie", insistierte sie weiter: „Ich habe bei meinen Kindern selbst zwei Kaiserschnitte gehabt. Das geht heutzutage im Handumdrehen, es ist ein Routineeingriff, völlig unkompliziert und absolut unbedenklich!"

Ich glaubte meinen Augen nicht zu trauen, als sie ihren weißen Kittel öffnete und an ihrem Jeansreißverschluss zu hantieren begann. „Die tut das jetzt nicht wirklich", dachte ich mir.

Aber sie tat es. Schon hatte sie sich unten herum frei gemacht, fummelte an ihrem Slip herum und zog mit den Fingern ihren flachen Bauch ein wenig nach oben, um ihre Kaiserschnittnarbe freizulegen. Sie zeigte mir tatsächlich ihren Venushügel. Wir konnten die Narbe beinahe nicht mehr orten, so schön war sie verheilt.

„Sehen sie? Man sieht es fast gar nicht mehr!"

„Aber darum geht es mir doch nicht!", rief ich.

Ich wollte beginnen zu erklären, doch Frau Doktor fuhr energisch fort. Sie rief eine Hebamme an, sie sollte zu uns stoßen. Als diese da war, erklärte die Ärztin ihr, welche Befürchtungen sie hatte. Die Hebamme hörte zu und als am Ende das Wort Hausgeburt fiel, schüttelte sie den Kopf.

„Nein, auf gar keinen Fall. Das würde ich mich nie trauen!"

Die Ärztin wies mit einer Handbewegung auf die Hebamme und rief triumphal: „Sehen Sie, ich hab's Ihnen ja gesagt!"

Was für ein blöder Tag! Mein Mann saß mit unserer eineinhalb jährigen Tochter draußen im Wartezimmer.
Lieber Himmel, was sollte ich denn jetzt tun? Was, wenn die beiden Frauen recht hatten? War Lucia naiv? Oder ich?
Frau Doktor Kaiserschnitt hielt mir nun die Formulare unter die Nase. Sie wähnte sich wohl siegreich. Doch ich konnte nicht einfach bleiben und diese Operation machen lassen! Ich wollte das auch gar nicht. Aber wer weiß, vielleicht musste es ja sein. So sicher, wie ich hergekommen war, so unsicher war ich jetzt.
„Ich muss das mit meinem Mann besprechen. Er sitzt im Wartezimmer."

Und ich ging.

Mein Mann war nicht da, er war wahrscheinlich mit der Kleinen etwas trinken gegangen. Das riesige Wartezimmer stand fast leer. Eine gertenschlanke Schwangere mit hochhackigen Stiefeln las in einem Magazin. Eine andere Frau saß einfach nachdenklich da. Ich blieb, wo ich war, denn ich kannte die Klinik ja nicht. Mein Mann würde mich abholen kommen.

Was sollte ich ihm sagen? Würde jetzt alles eine dramatische Wendung nehmen?
„Margo, sei stark!", hörte ich in Gedanken meine Hebamme.
„Es ist nicht immer leicht eine mündige Hausgeburtsmutter zu sein, aber vertrau auf dein Gefühl und lass dir nichts einreden!"

Da wollte mir jemand ganz eindeutig etwas verkaufen und mich spontan zu etwas überreden, das so völlig entgegen meiner Auffassung war. In mir brodelte ein starkes Gefühl der Ablehnung und der Unbehaglichkeit.

Ich ging im Saal auf und ab. Es war angenehm ruhig und fühlte sich gut an, so konnte ich die Atmosphäre auf mich wirken lassen. Sollte unser Sohn hier auf die Welt kommen? Ich streichelte meinen Bauch und bat ihn um ein Zeichen. Nichts geschah.
Ich fühlte mich einfach nicht wohl. Diese blutige Operation ging mir durch den Kopf. Die Messer wurden vielleicht gerade jetzt gewetzt. Eigens für meinen Bauch! NEIN!

Als mein Mann kam sagte ich: „Komm, wir fahren heim!"

*

„Lucia, was machen wir wenn er zu groß ist und steckenbleibt?"
Bei der Heimfahrt erreichte ich meine Hebamme am Telefon. Ich berichtete von unserem unglücklichen Klinikbesuch und der eigentlich netten, besorgten Ärztin mit dieser Kaiserschnittidee.

Es war das erste mal, dass ich Lucia fluchen hörte: „Das ist eine Kröte! Die wollte dich richtig einfangen! Gut, dass du nicht dort geblieben bist!"
Sie versprach gleich am nächsten Tag zum Tee vorbei zu kommen.
„Solange musst du dich noch gedulden! Mach dir keine Sorgen!"

Nächsten Tages beim Tee erklärte sie mir dann, dass er ruhig groß und dick sein durfte, unser kleiner Simon. Aber danach sagte sie: „Weißt du, es kommt nicht so sehr darauf an, wie dick oder groß ein Kind ist. Wenn es schwer ist, dann hat es eine weiche Speckschicht, das Kind kann sich klein machen. Glaub mir, ich hab das immer wieder erlebt. Auch der Kopf ist weich und kann sich noch gut anpassen. Du wirst sehen, dass er gut rauskommen wird, dein Junge!"

„Und was, wenn er steckenbleibt, wie die Ärztin und die Hebamme das gesagt haben? Wenn er behindert ist, weil ich zu starrköpfig war?"

„Es kommt sehr selten vor, dass ein Kind bei den Schultern stecken bleibt. Doch dann helfen wir dir in den Vierfüßlerstand. Das wäre bestimmt etwas mühsam für dich, aber dann kommen sie immer gut raus! Was für schreckliche Bilder haben die dir in dein Bewusstsein projiziert, du Arme?!"

Dann nahm Lucia mich in den Arm. Sie hielt mich eine Weile fest, das tat gut. Ich spürte wieder ihre Sicherheit und ihre Kraft. Ich wusste, dass ich ihr vertrauen konnte.

*

„Heastas net, wia die Zeit vergeht!", läutete mein Handy, ich hatte mir Hubert von Goisern auf mein Handy geladen.
„Hallo Lisi!"
Meine Psychotherapeuten-Freundin rief an. Auch sie erkundigte sich, ob ich noch ganz war. Ich erzählte, dass ich seit Wochen nur mehr 2 Stunden Schlaf am Stück bekommen würde, weil ich dauernd aufs Klo musste. Dass mein strammer Junge ganz sicher ein starker Kerl sei.
„Naja, du weißt schon, die Prognosen liegen oft total daneben! Aber es liegt in Wahrheit daran, dass ich alle Zustände bekomme, wenn er sich in mir streckt. Das war bei den anderen beiden nicht so! Ich spüre es, er ist wirklich groß!"

Sie verstand, dass ich knapp davor stand, den Mut zu verlieren. Eine Woche zuvor war sie zu Besuch gekommen und hatte meinen Riesenballon gesehen. Fast alle bekamen eine ehrfurchtsvolle Miene, wenn sie sahen was ich für einen Medizinball vor mir herschob. Sarah hatte erst kürzlich ernste Bedenken angemeldet, weil sie nicht begreifen konnte, warum ich mit diesem Ballon nicht nach vorne kippte.

Lisi wünschte mir alles Gute für die Geburt, die ja nun hoffentlich in den nächsten Tagen stattfinden würde. Wenn ich mich jedoch für einen Kaiserschnitt entscheiden sollte, würde sie es in meinem Fall auch verstehen. Lisi hat selbst vier Kinder spontan und völlig unkompliziert geboren. Sie sind aber alle schon erwachsen.

Und so fieberten halt alle mit. Und wunderten sich, was passierte. Oder nicht passierte.

Ich vernahm Maschinenlärm aus dem Keller. Mein Mann

arbeitete da unten. Ach, ich weiß nicht, was er da werkte. Es war mir egal. Ich war grantig. Wirklich und wahrhaftig grantig.

Und wieder dachte ich darüber nach. Über den Kaiserschnitt. Morgen um halb elf Uhr hatten wir wieder Frauenarzttermin. Dieser Druck in meinem Körper, dieser Druck auf meiner Psyche, ich war es leid.

Ich rief meine liebe Freundin Monika an. Auch sie verstand meine Bedenken und bestärkte mich. Sie meinte, ich brauche kein schlechtes Gewissen haben, wenn ich kapitulieren würde. Warum riet mir zur Zeit niemand mehr zur Hausgeburt? Es war wohl doch eine Schnapsidee gewesen. Ich musste mich davon verabschieden. Dies war so eine Kreuzung am Weg. Ein falscher Schritt würde katastrophale Konsequenzen nach sich ziehen.
Von Mut fehlte nun jede Spur.

Ich wankte breitbeinig zu meinem Mann in den Keller hinunter.
„Schatz, ich gebe auf. Was meinst du dazu?"
Ein enttäuschter Blick war die stumme Antwort. Doch dann ein Nicken. Auch er hatte Angst.

So saßen wir noch bis 22.30 Uhr zusammen und redeten. Am Ende hatten wir beschlossen, dass wir morgen unser Kind mit Kaiserschnitt holen lassen würden.
„Morgen um die Zeit haben wir unser Kind schon. Geburtsdatum 3. Jänner, klingt nicht schlecht", dachte ich mit einem lachenden und einem weinenden Auge. Freuen konnte ich mich nicht wirklich. Aber immerhin würde ich mir diesmal diese zähe Wehenprozedur ersparen. Wer weiß, dieses Riesenkind würde da vermutlich wirklich nicht durch passen, darum kam die Geburt nicht in Gang. Dafür gab es dann jetzt Nadeln, Katheter und Messer. Oh Gott! Es ging nicht anders. Da mussten wir jetzt wohl durch.

Auch die Dammmassage ließen wir nun bleiben. Monatelang umsonst gedehnt. Dabei hatte ich in dieser Schwangerschaft nicht mal sonderlich viel Lust auf Erotik. Hätten wir auch gleich lassen können. Was sollte das jetzt alles für einen Sinn gehabt haben?

Mein Mann streichelte noch den Bauch und sprach mit unserem

Sohn: „Hallo du, willst du nicht doch selbst rauskommen?"
Ich winkte erschrocken ab: „BITTE, jetzt haben wir das SO beschlossen, jetzt bleibt es auch dabei!"

Ich hatte mich endlich entschieden, wenn auch nicht wie zuerst geplant. Morgen Kaiserschnitt. Basta. Mein Frauenarzt hatte ihn schon vor 4 Wochen vorgeschlagen. Also durfte das auch kein Problem sein. Mit einem flauen Gefühl im Magen schliefen wir ein.

Um dreiviertel vier Uhr früh weckte mich wieder meine volle Blase. Ich wälzte mich auf, wie jede Nacht, alle paar Stunden. Mühsam schleppte ich mich ins Badezimmer. Vor mir stand unser vorbereiteter Geburtspool. Wir hatten ihn speziell aus London bestellt. Schade, dass er nun doch nicht für die Geburt zum Einsatz kommen durfte. Ich hatte mich sehr wohl darin gefühlt, mir die letzten zwei Wochen damit erleichtert.

Lucia hatte erklärt, dass sie kein Problem darin sah, da auch mit hinein zu kraxeln, wenn ich sie gebraucht hätte. Das Bild fand ich ulkig. Meine Hebamme hätte wirklich alles getan, um mir zu helfen. Ich hatte es mir so gut vorstellen können, darin zu gebären. Auch mit der Wassergeburt war es nun vorbei.

Wie wird Lucia wohl auf die Sectio reagieren? Was war ich nur für ein Feigling!

Ich wankte zurück ins Schlafzimmer.

Danach öffne ich die Balkontüre. Auch das war schon zu einem Ritual geworden. Ich tankte frische Winterluft, weil ich durch das Gewicht der Gebärmutter auf meine inneren Organe ein sehr beklemmendes Gefühl bekommen verspürte. Es fühlte sich wie Atemnot an. Ich nahm eine volle Ladung Sauerstoff in mich auf, dann schloss ich wieder die Türe und legte mich ins Bett. Ich war gerade dabei, wieder einzuschlafen, als dieser eine, besonders heftige Tritt in meine rechte Leiste kam. Nie hatte mein Sohn mich so ruckartig getreten. Es war für mich klar, dass er das ganz absichtlich gemacht hat. Simon hatte sich die Fruchtblase aufgetreten. Er hatte verstanden. Er wollte zuhause geboren werden.

3. Jänner 2008
4 Uhr

„Schatz, es geht los!"
Mein Mann drehte sich verschlafen um und murmelte: „Bist du sicher?"
Er glaubte mir wohl nicht. „Ich bin sicher, weil mein Fruchtwasser gerade eben aus mir geschossen ist! Dein Sohn hat sich die Fruchtblase aufgetreten!"

Plötzlich saß mein Mann aufrecht, sprang sogar auf die Knie, wendete sich sofort wieder meinem Bauch zu und erklärte sein Kind für ausgesprochen klug, weil es sich selbst noch vor dem Messer gerettet hatte.

Ich war dennoch total verwirrt. Da hatte ich vor Stunden eine so schwierige Entscheidung getroffen, letztendlich hatte ich mich damit abgefunden, die Geburt an das Krankenhaus abzugeben. Und nun?
War es wirklich in Ordnung, was hier geschah? Sollte dies wirklich eine Fügung sein?
Ich musste es fast glauben.

Leider konnte ich mich nicht freuen. Ich war schockiert. Auf keinen Fall traute ich mir das jetzt Kommende zu. Oh nein! Ich spürte das Adrenalin durch meine Adern schießen: „Oh nein!"

Meine altbekannte Vertraute, die Angst, umarmte mich nun innig, nahm mich in die Zange. Mein ganzer Körper begann zu zittern, am liebsten wäre ich weggelaufen. Doch wohin? Und wozu?
Auch mein Mann nahm mich in die Arme, wo ich nun hemmungslos zu schluchzen begann. „Ich hab so Angst", flüsterte ich gar nicht mutig. Ein Schüttelfrost beutelte mich und wurde immer heftiger.
Hatte ich es nicht genau so gewollt? Wollte ich denn nicht eine Hausgeburt machen? Glaubte ich denn wirklich, Kaiserschnitt wäre besser? Vor mir lagen Stunden, wo ich sehr tapfer sein musste, aber würde ich das nicht auch im Krankenhaus sein müssen?

Ich war doch eine Kämpferin, da hatte er Recht, mein Mann. Ich zitterte heftig und es tat soo gut, dass ich mich diesem Prozess in den Armen meines Mannes stellen durfte. Dass Martin nicht, wie sonst, meinen Emotionen aus dem Weg ging, oder mich unbedingt beruhigen wollte.

Ich blickte also in das bedrohliche Auge der Angst. So tief es ging. Und ich schaute nicht mehr weg, obwohl ich sie so nah noch nie gesehen hatte. Und all den Schrecken darüber zitterte und schluchzte ich aus mir raus und nahm der Angst damit den Wind aus den Segeln.

Danach hörte ich schlagartig zu zittern auf, fühlte mich gereinigt und klar. Jetzt konnte es losgehen!

Ich besah mir meine fruchtwasserdurchtränkte Unterlage. Gott sei Dank hatten wir diese vor ein paar Tagen auf das Leintuch gelegt.

Nun riefen wir Lucia an. Sie hob nicht gleich ab. Ich schrieb ihr eine SMS, dass meine Fruchtblase geplatzt war. Fünf Minuten später rief sie zurück.

„Wie sieht das Fruchtwasser aus?" wollte sie von mir wissen.

Das war gar nicht so leicht zu beschreiben, denn die Unterlage war an der Unterseite grün gefärbt und das Grün schien durch das nasse Flies hindurch. Wenn es also grün wäre, dann würde man es vielleicht gar nicht sehen? Zu dumm!

Ich erklärte, was ich sah, aber sie fand alles bestens.

Ich sollte mich noch ein wenig ausrasten, vielleicht würde es uns noch gelingen, zu schlafen. Die Wehen würden dann spätestens in ein paar Stunden losgehen. Bis dahin sollte ich noch Kraft tanken. Wenn sich nichts Gravierendes ereignen würde, käme sie dann um 8 Uhr in der Früh zum gemeinsamen Frühstück.

Ich versuchte mich zu entspannen. In meinem Bauch war es ruhig. Er muss sich erschrocken haben, als plötzlich das Wasser weg war, der arme Schatz...Hoffentlich schläft er sich nur aus für die Geburt, dachte ich.

So blieb ich dennoch ein wenig liegen, aber an Schlafen war nicht mehr zu denken.

Martin rief seine Schwester Margit und unsere Freundin Klara an.

Margit wollte mit den Mädchen etwas unternehmen und Klara übernahm die Rolle der Doula, bzw. der Kamerafrau.

Margit war die erste, die knapp vor 8 Uhr ankam. Sie hatte Frühstück mitgebracht und meinte, wir würden jetzt noch gemütlich Semmeln essen und Kaffee trinken können. Die Wehen hatten sich zu diesem Zeitpunkt bereits ein wenig angebahnt, kamen so alle 7 – 8 Minuten, aber an den Schmerzen lag es nicht, dass ich nichts mehr essen konnte. Ich wollte jedoch ganz bewusst nüchtern bleiben, dieses klare, nüchterne Gefühl genießen.

Während meine Schwägerin den Tisch deckte für sich, meinen Mann, meine beiden Töchter, sowie die wohl bald eintreffende Hebamme, machte ich es mir auf unserer Wohnzimmercouch bequem. Es war schön, weil es so ruhig war und irgendwie alles so normal weitergehen konnte. Nur, dass wir halt auf das neue Familienmitglied noch warteten, das in eine paar Stunden bei uns ankommen würde.

Lucia war nun auch gekommen und herzlich begrüßte sie mich und meinen Bauch mit einem dicken Schmuser. Wie immer war sie fröhlich und Margit mochte sie auch gleich auf Anhieb.

Wir plauderten grad so ungezwungen, als mein Handy läutete.
„Ach Gott, meine Mama!!"

Jetzt fiel es mir wieder ein! Sie hatte sich vorgestern für diesen Vormittag angemeldet, weil sie für uns eine geröstete Hühnerleber kochen wollte. Außerdem wollte sie bei den Mädels bleiben, wenn wir um 10 Uhr zum Frauenarzttermin fuhren. Dass jetzt doch alles anders war, konnte ich ihr doch nicht sagen!

Ich konnte jetzt einfach nicht abheben.

Wie hatte ich das vergessen können? Meine Mutter, die Frau mit der größten Geburtsphobie der Welt, sie durfte nicht erfahren, was hier los war. Sie ist Diabetikerin, leidet unter hohem Blutdruck und hatte außerdem schon einmal einen Herzinfarkt.

Ich beschloss, sie gleich zurück zu rufen, nachdem ich mich mit den beiden Frauen und meinem Mann beratschlagt hatte, wie wir vorgehen würden, wie ich sie abwimmeln würde können.

Lucia meinte, dies sei eine gute Gelegenheit für meine Mutter, sich dieser Angst einmal zu stellen. Ich solle sie einfach kommen lassen.

NEIN! Ich konnte ihr das nicht antun!

Das Handy läutete wieder. Ich nahm nun an.
Meine Mutter erklärte, dass sie sich jetzt auf den Weg machen würde, die Leber hätte sie bereits gekauft. Sie klang abgehetzt, wie immer, wenn sie einkaufen ging.
„Mama, das ist lieb, aber weißt du, dass ich heute irgendwie gar keinen Gusto auf Leber habe."
„Nein, jetzt hab ich aber alles schon gekauft. Naja, ich mach die halt und du kannst sie ja auch später essen!"
„Mama, nein, du brauchst dir den Umstand jetzt nicht machen, wirklich nicht. Außerdem fahren wir nicht zum Frauenarzt, brauchst also auf die Mädels auch nicht schauen."
„Warum nicht?! Ich bin aber schon unterwegs. Wieso willst du nicht zum Arzt?"
„Nein Mama, du musst wirklich nicht. Weil ich nicht mehr mag. Die letzten Tage, was soll denn da noch sein. Mir ist die Fahrt schon zu beschwerlich, ich mag nicht mehr."

Sie ließ sich leider nicht abbringen davon: „In einer viertel Stunde bin ich da!"

Das Ziehen war nun noch regelmäßiger geworden und in 4 – 5 Minuten Abständen gekommen.

8.45 Uhr: Meine Mutter betrat unseren Wohnbereich. Sah mich auf der Bank sitzen, sah Margit, sah Lucia, „LUCIA, DU?! Was? Wie? Ist es denn soweit?!" Mit vor Schreck weit aufgerissenen Augen starrte sie mich an, als wäre ich ein Mensch, dessen letztes Stündchen geschlagen hat.

Lucia beruhigte sie und erklärte, dass er ja irgendwann mal raus muss aus meinem Bauch und dass es heute soweit war, ja.

„Oh, dann werd ich am besten nicht lange bleiben!" kam zu mir, umarmte mich und wie Balsam legte es sich auf meine Seele, als sie mit der ganz besonderen Fürsorglichkeit einer Mutter fragte: „Na, wie geht's dir denn?"

„Gut Mama, es geht mir wirklich gut! Mach dir keine Sorgen! Lucia ist da. Es kann nichts schiefgehen!"

Und Mama beschloss tatsächlich, noch ein wenig da zu bleiben, und zu kochen. Sie bemerkte dann recht schnell, dass hier nichts bedrohliches vor sich ging. Die Wehen kamen nun in 3 – 4 Minuten-Abständen und auf dem Höhepunkt musste ich veratmen. Dennoch gelang es mir lange, dies vor meiner Mutter zu verbergen. Es störte mich zu diesem Zeitpunkt noch nicht, sondern forderte mich heraus. Wie lange schaffte ich es, dass sie es nicht merkte?

Die Leber war fertig gekocht und meine Mutter begann zu putzen. Zuerst saugte sie Staub, dann holte sie den Bodenwischer und fegte herum, während sie sich damit rechtfertigte, dass ja in ein paar Stunden Gäste kommen würden und dann sollte es ja nicht *so* ausschauen im Haus. Das ist meine Mutter. Und dies ist eine ihrer Facetten, die mich nervös macht. Auch und vor allem an einem Tag, an dem ich zu gebären hatte. Die ganze Putzerei ging mir ohnehin auf den Geist, und in Anbetracht der Umstände fand ich Mutters Bestreben einfach nur pervers. Kein normaler Mensch denkt doch in so einer Situation bitte an Putzen!

Was wieder einmal der Beweis für ihr Verdrängungsprogramm mittels Putzsucht war. Als ich da auf der Couch saß und ich sie beobachtete, kam mir unweigerlich in den Sinn, wie sie selbst wohl damals bei ihren eigenen Geburten drauf war. War es zum Schmunzeln oder zum Bedauern, was ich mir jetzt vorstellte? Ich sah meine eigene Mutter mit einem riesigen Babybauch, die wehend und stöhnend mit dem Besen in der Hand schnell noch alles auf Hochglanz brachte. Immerhin konnte sie ja in den ersten Tagen nach der Geburt nicht unbedingt gleich wieder den Haushalt machen. Ich stellte mir meine Mutter im Bett liegend vor, neben sich den Stubenwagen, in dem ich als Baby lag. Was hat die da den ganzen Tag so gemacht, wenn sie nicht putzen konnte? Ich würde sie mal bei Gelegenheit fragen. Doch nicht jetzt. Sie war viel zu beschäftigt, um mir zuzuhören.

Das Positive an ihrem Ameisengetue war, dass ich gut abgelenkt wurde, denn meine Uterusmuskeln arbeiteten auch schon kräftig. Die Abstände hatten sich auf zwei Minuten verkürzt. Mit jeder Kontraktion wurde die Spannung stärker und ich musste bereits veratmen. Eigentlich war mir bereits nach tönen zumute, doch ich beherrschte mich. Das fand ich gar nicht gut.

Da ich nicht wollte, dass Mama dies mitbekäme, beschloss ich, bei gutem Wind, das Weite zu suchen, sprich den Raum zu wechseln, ehe die nächste Welle über mich kam. Meine Mutter war soeben in der Küche verschwunden und die Wehe bahnte sich an. Ich nutzte den Augenblick, erhob mich und wollte schnell ins Kinderzimmer huschen. Unbemerkt hätte es sein sollen. Doch da war schon wieder die große Ameise, schwitzend und schnaufend und mit puterrotem Gesicht, breitete sie sich mit ihrem Wischerling mitten im Raum aus, exakt auf der Passage Richtung Gang. Ich konnte aber keinen anderen Weg nehmen als diesen.

Ich versuchte Haltung zu bewahren, doch der Schmerz fuhr mir ins Becken. Noch immer höflich bat ich meine Mutter, mir Platz zu machen. Aber sie wäre nicht meine Mutter, wenn sie sofort mit ihrer Lieblingsbeschäftigung aufhören konnte.

Wie erwartet, schnaufte sie: „Warte, ich bin gleich fertig!"

Dabei schaffte sie es nicht einmal, mich anzusehen. Ich fuchtelte mit den Händen herum, so wie man Hühner aufscheucht.

„Mama, gehst du jetzt BITTE zur Seite?! Ffhhff, uhh, fhhfff!"

Endlich begriff sie: „Was, so schlimm ist es schon?"

Sie machte einen Ausfallschritt und ich flüchtete mich in Sarahs Zimmer, die bereits mit meiner Schwägerin und der kleinen Schwester einkaufen war. Dort angekommen, schnappte ich mir den Bettpfosten und ging in die Hocke. Die Kraft in meinem Inneren bäumte sich nun auf und ich musste laut stöhnen, um mir Luft zu machen. Als meine Mutter das mitbekam hörte ich sie sagen: „Nein, jetzt ist es Zeit, ich gehe, weil ich halte das nicht aus!"

Die Wehe war zu Ende und Mama kam zu mir, um sich mit einem Bussi zu verabschieden, und mir zu sagen, dass sie mir alles Gute wünscht und dass ich immer dran denken soll, dass ich in ein paar Stunden mein Kind haben würde und dass schon alles gut gehen würde und sie mir das leider jetzt nicht abnehmen könnte, und dass sie es würde, wenn es ginge und dass ich in guten Händen wäre und dass sie in Gedanken bei mir ist, dass sie mir wünscht, dass es schnell vorbei geht...„Jaja, Mama, alles ist gut! Baba!"

Lucia schlug eine kleine Untersuchung vor, um zu sehen, wie es dem Muttermund ging. Ich stimmte zu, denn ich wusste, ab 4 cm Eröffnung machte der Pool Sinn.

Sie fand es besser, so lange zu warten, bis die Wehen schön regelmäßig und stark waren. Zu früh im Pool konnte dies einen kontraproduktiven Effekt haben, die Wehen wurden nach ihrer Erfahrung manchmal wieder schwächer und mussten danach wieder mit Herumlaufen angeregt werden.

Die Tastuntersuchung ergab 4 cm. Na also, los geht's, rein in den Pool! Mein Mann war schon dabei, das Wasser einzulassen, es würde noch eine Weile dauern.

Einstweilen ging ich aufs Klo, um nochmal meine Blase zu leeren. Als ich so dasaß, hatte ich ein Déjà-Vue. Bei meiner letzten Geburt bewirkte eine Klositzung, dass mein Kind weiter rutschte. Und wie auf Knopfdruck wurde auch hier gleich alles noch einmal so stark.

So eilig wie es ging machte ich mich nun auf den Weg ins Obergeschoß, wo das Rauschen des einlaufenden Wassers mich bereits empfing. Es duftete nach Lavendel und Muskatellersalbei.

Vorm Spiegel zog ich mich aus, ich betrachtete mich noch einmal in der Wehenpause. Also von vorne sah das gar nicht so übel aus. Ein kleiner silbriger Streifen zog sich von meinem Nabel weg. Mein strammer Junge hatte meine Bauchdecke wohl doch ein klein wenig zu sehr strapaziert, um sie völlig unversehrt zu lassen.

Doch der Bauch würde wieder kleiner werden, der Streifen auch und wenn ich fleißig schmierte, würde da kaum etwas zu sehen sein.

Ich drehte mich zur Seite, was für ein Riesenballon! Er erinnerte mich an die Firmung meiner Schwester. Damals bekamen alle noch diese wunderschönen großen heliumgefüllten Ballons, die dann einige Zeit unter dem Plafond hingen, bis nach und nach das Helium entwich und der Ballon nicht nur schrumpelte, sondern sich auch allmählich herunter senkte.

So einen Bauch hatte ich auch. In diesem Riesending war mein Kind, welches ich in den kommenden Stunden aus mir hinausbefördern sollte.

Unglaublich!!! Wie konnte denn so etwas funktionieren? Auch wenn ich täglich in den Spiegel geschaut hatte, und mir regelmäßig ganz flau im Magen wurde bei meinem Anblick, zu dieser Stunde war es ein schockierendes Erlebnis gewesen.

Nein, nach Weinen war mir nicht mehr. Ich wollte kämpfen, denn genau so wie es jetzt war, sollte es sein. Lucia teilte meine Auffassung. Also musste ich ihr vertrauen. Außerdem hatte ich bereits zwei Kinder geboren. Mein Körper hatte die Erfahrung gespeichert und wusste gut, wie es zu machen war. Auch wenn meine Geburtswege so ein Riesenbaby bisher noch nicht durchlassen mussten.

Nun schnappte ich mir die Bürste und kämmte mein elendslanges Haar zu einem Knödel. Ich putzte mir die Zähne, und währenddessen durchlebte ich eine Wehe. Kurz musste ich innehalten um tief durchzuatmen. Und ich dachte mir sogleich, wie absonderlich es war, sich während einer Geburtswehe die Zähne zu putzen. Das hatte ich noch nie gehört. Würde ich mir jemals wieder die Zähne putzen können ohne an diesen Augenblick zu denken?

Und zu guter Letzt holte ich noch meinen Mascara aus dem Schminktäschchen und zog meine Wimpern nach. Über meine Mutter hatte ich mich gerade aufgeregt. Und selbst war ich keinen Deut besser. Als ob es wichtig wäre, wie ich bei der Geburt aussehe.

Es würde auch diesmal der Zeitpunkt kommen, wo es mir völlig schnurz wäre, ob meine Haare nass wurden oder sich die Schminke in meiner Schlacht mit den Wehen kreuz und quer im ganzen Gesicht verteilte. Da wir die Geburt von Maria ja auf Video aufgezeichnet haben, konnte ich erfahren, wie ich so völlig losgelöst und ohne Kontrolle aussah. Nun, ich muss sagen, besonders attraktiv kann ich mich da nicht finden.

Jeder der die Rampensau von früher kannte, hätte sich nicht vorstellen können, dass ich derart meine Haltung verlieren würde. Zum Glück war ich diesmal jedoch relativ ausgeschlafen. Ganz sicherlich gelänge es mir heute meinen Vorsatz in die Realität umsetzen, welcher lautete, dass ich nie wieder in dieser Opferhaltung verharren würde. Bei Maria hatte ich zu viele Erwartungen. Ich wollte, auch für meinen Mann, in den ich immer noch sehr verliebt war, eine attraktive Gebärende sein, ihn nicht enttäuschen. Ihm eine Freude machen, ihn stolz auf mich machen. Doch ich konnte diesen hohen Anspruch nicht erfüllen, zumindest aus meiner hochgesteckten Perspektive nicht.

Ich kann nicht sagen, warum mich die Geburt meiner süßen Elfe so schwach gemacht hatte. Noch Monate danach war mein Selbstbewusstsein angeknackst gewesen. Das hielt sich bis zu dieser Schwangerschaft, in der ich generell mehr Elan und Tatendrang hatte. Vielleicht war es die Yin-Energie[3] meines Sohnes. Die würde ich jetzt auch brauchen können.

Das Wasser stand bereit. Ich freute mich auf das warme Nass.

Nun stieg ich endlich hinein. Was für ein Moment! Das erste Mal konnte der Geburtspool seine Bestimmung erfüllen. HERRLICH! Zunächst kniete ich mich aufrecht hin. Das Wasser duftete nach Lavendel. Martin hatte bereits vor einer Woche den CD-Player im Badezimmer platziert. Aus den Boxen klang meine Lieblingsmusik, der Soundtrack aus dem Film „*A beautiful mind*". Nun versank ich in den wunderschönen Klängen dieser genialen Musik, ließ mein Becken sanft tanzen und kreisen. Obwohl die Kontraktionen bereits sehr stark waren, konnte ich mich immer noch gut entspannen.

So tauchte ich ab, tief in mich hinein, und – es musste lasziv wirken – räkelte und wand mich. Im Wasser war das leicht. Die Haltegriffe an den Seiten waren in der Tat sehr nützlich. Ich tönte bereits, stöhnte laut. Es tat gut. Mein Mann kam ganz nah und küsste mich zärtlich auf meinen Mund. Sosehr ich mir das Schmusen in dieser Phase gewünscht hatte, recht genießen konnte ich es nicht.
In den Pausen sammelte ich gezielt Kraft für die nächste Kontraktion. Zwei Minuten Abstände. Es war etwa elf Uhr Vormittags und die fiesen Übergangswehen hatten mich bereits voll in der Mangel, als Klara mit der Kamera eintraf. Ich hatte sie am

---

[3] YIN-ENERGIE: Ein Begriff aus dem Daoismus. Yin und Yang stehen für die Gegensätze, das männlich-weiblich Prinzip, vor allem jedoch für die Polarität. Yin ist männlich, Yang ist weiblich. Beides zusammen bezeichnet nach chinesischer Philosophie die „Ganzheit".

Rande registriert, war jedoch zu beschäftigt, um sie zu begrüßen. Welle um Welle kam, jede wurde stärker. Jede davon baute sich auf, um nach ca. 35 Sekunden einen Höhepunkt zu erreichen, der ca. 20 Sekunden anhielt, so heftig, dass mir fast die Luft wegblieb. Während dessen schaukelte ich im Wasser, bewegte mich und produzierte meinerseits heftige Wellen im Pool.

Dann kam dieser Zeitpunkt, wo ich grantig wurde. Lucia öffnete das Dachflächenfenster über mir zum Lüften. Solange ich in der Wehenpause war, tat der Sauerstoff auch sehr gut, doch sobald sich die Wehen ankündigten, bestand ich darauf, das Fenster zu schließen. Ich wollte keine Reihenhaussiedlungsbeschallung sein. Generell nicht und heute schon gar nicht.
Das Fenster war nun zu. Meine Beherrschung ließ nach. Auf in den nächsten Durchgang.

„Mhmmm, mhhmmmmm, mmhhh, ahhhAHHHH! AHfuuuuuhhh! Ich möcht schieben! Uhhhhh!!"
Die Naturgewalt in mir wurde unbändig. Das weiße T-Shirt meines Mannes war das nächstbeste Objekt, woran ich mich festklammern konnte. Ich tat es auch und zerrte ihn beinahe ins Wasser.
Während er hinter mir, außerhalb des Wasserbeckens, hockte, griffen seine beiden Arme von hinten unter die meinen. Zum Schieben brauchte es meine volle Körperkraft. Es war mir in dieser einen Wehe nicht möglich, das Shirt meines Mannes loszulassen, um seine Hände zu ergreifen. Wie ein Klammeraffe hing ich daran fest.

Die Wehe ebbte langsam ab und ich genoss es, wenn der Krampf nachließ. In den Pausen dazwischen ließ ich mich in die Musik fallen und schwebte im Wasser, während mein Mann und meine Hebamme mich streichelten und ganz bei mir waren.

Bald richtete ich mich wieder auf, um das einzige zu tun, was ein Reflex in mir verlangte: mit aller Kraft nach unten zu drücken.
Leise konnte ich dabei nicht mehr sein. Obwohl ich eine Sängerin bin, die durchaus ein reichhaltiges Repertoire an Tönen zu produzieren imstande ist, wunderte es mich, was da aus mir herauskam. Von kehligen, gutturalen Lauten, zu ächzen, knarzen, schluchzen, röhren, zu blöken, grölen und ins Mark fahrendem Wehgeschrei. Auch Röcheln und Delfinknattern war dabei.

Die Laute konnten sich in Sekundenschnelle abwechseln, manchmal auch ineinander übergehen. Was für eine Symphonie!

„Es tut schon sehr weh!" meldete ich kleinlaut meiner Hebamme. „Ja, das glaube ich.", erwiderte sie lieb.

Mein Gott, wie anstrengend etwas sein konnte, und wie schön zugleich.

Dazwischen kam Lucia mit ihrem Holzsthetoskop an, um die Herztöne abzuhören. Dazu sollte ich diesmal aufstehen. Als ich mich mühselig aufrichtete, packte mich eine Presswehe derart heftig, dass ich sofort zusammen sackte. Wir versuchten es gleich danach erneut, und es gelang. Dem Kleinen ging es sehr gut.

Meine Beine weit gespreizt hockte ich im Meerwasser, welches mir so viele meiner innigsten Ängste zu nehmen vermochte. Ich klammerte mich fest an die Vostellung, dass es im Wasser viel leichter ginge und es so gut wie keine Scheidenverletzungen gäbe. Richtig überzeugt war ich davon gewesen.

Dies offenbarte ganz neue Dimensionen. Die Furcht lähmte mich nicht. Alles tat weh, es war mühsam und an den Höhepunkten kotzte es mich an, doch ich war stark und engagiert dabei.

Mit meinen Fingern ertastete ich meine Scham, ich wollte alles ganz genau erspüren. Meine Schamlippen, meine Klitoris, den Scheideneingang, wie fühlte es sich an in diesen Stunden? Mit zwei Fingern glitt ich in meine Scheide, bis ich nicht mehr weiterkonnte. Ich spürte ihn wieder, den Kopf meines Babys! Nun versuchte ich, während der Presswehe in mir zu bleiben. Würde der Kopf sich vorwärtsbewegen?
Es war soweit. Die Wehe kam, ich ließ sie stark werden und schob fest nach unten. Tatsächlich, ich spürte deutlich, wie der Kopf sich ein klein wenig runterdrücken ließ. Jedoch rutschte er gleich wieder zurück.

Dennoch war ich nun gründlich angespornt, mir schien, als hätte ich das jetzt in der Hand, dachte mir, ich würde jetzt ein ganz deutliches Gefühl dafür bekommen, wie ich mit welchen Muskeln wohin drücken musste. Und dann würde ich es meinem Mann und allen anderen zeigen, wie toll auch ich das konnte. Jawohl!

Doch irgendwie ging es trotzdem nicht so voran, wie ich mir das gedacht hatte. Mit allem Einsatz meiner körperlichen und geistigen Kräfte schaffte ich es nicht, ihn effektiv vorwärts zu bewegen. VERDAMMT!

Unmut machte sich breit. Martin hockte vorm Pool und barg meine Hände in seinen. In den Presswehen brauchte ich diese auch, um mich bei ihm abzustützen. Es sah aus wie bei einem Tanz.
Ich hielt seine Daumen ganz fest und drückte wohl ein paarmal zu heftig, denn es entging mir nicht, wie er danach seine Hände schüttelte und hielt, so als hätte er Angst um sie.

So, jetzt war ich im warmen Wasser, und dennoch ging schon wieder seit Stunden nichts weiter. Meine lieben Helferlein füllten immer wieder warmes Wasser nach, vorzugsweise auf mein Kreuz, das war außerordentlich angenehm. Lucia gab mir Globuli in meinen Mund. Martin wusch mein Gesicht regelmäßig mit einem kühlen Waschlappen und gab mir aus einem Strohhalmbecher zu trinken.

Dann geschah etwas Ulkiges: Ich bemerkte, dass mein Nasenstecker weg war. Er musste irgendwie ins Wasser gefallen sein. Ich begann, nach diesem winzigen Silberteilchen zu suchen. Es machte mich fertig, dass er da irgendwo im Wasser lag. Der musste da raus! Lucia und Martin schlossen sich der Suche an. Wehenpausen wurden zu Suchpausen.

Während mein Blick in das Wasser glitt, stachen mir rötlich-braune Fetzen ins Auge, die sich am Boden abgesetzt hatten. Was das wohl alles war?
Ich sprach diese Frage laut aus und Lucia meinte: „Alles deins!"
Und mein Mann kommentierte: „Und ein bisschen auch meins!"
Wir mussten lachen.

Meine smarte Hebamme schlug vor, den Nasenstecker nachher raus zu fischen, doch ich bestand beharrlich darauf, ihn sofort zu finden. Was, wenn der Kleine im Wasser zur Welt käme und dieser blöde Stecker irgendwie in seine Atemwege gelangte? „Nein, wir müssen ihn finden!"

Auch Klara beteiligte sich an der Suche, erst jetzt begrüßte ich meine liebe Freundin.

Das Schmuckstück wurde dann irgendwann gefunden.

Wehe auf Wehe, Lucia massierte mit festem Druck mein Kreuzbein, das tat gut. Mein Mann gab mir von vorne Kraft. Wie lange presste ich jetzt schon? Gute zwei Stunden. Meine liebe Hebamme regte nun an, doch mal wieder selbst nachzuspüren, wie mein Baby vorwärts kam.
Ich tat das, doch leider konnte ich keinen Fortschritt berichten.

Ich wollte aufs Klo gehen. Vielleicht würde sich ja der gleiche Effekt einstellen, wie bei Maria. Man half mir. Kaum war ich aufgestanden überrollte mich wieder so eine Megawelle, aber danach beeilte ich mich, so gut es ging, damit ich es hinaus schaffen würde.

Auf dem WC brach ein Wehensturm los, der mir den Atem raubte. Eine Wehe nach der anderen rollte brutal über mich hinweg. Ich schrie aus Leibeskräften. OH GOTT!!!!!! HILFE!!!
„Wenn ich hier nicht mehr runterkäme, würde ich wohl sterben", dachte ich mir. Mein Organismus hätte diese gnadenlose Heftigkeit ohne Pause nicht allzu lange ertragen. Kein Organismus würde dies länger aushalten, ohne zu kollabieren, da war ich ganz sicher. Also wieder runter.

Sie halfen mir ins Nebenzimmer, nachdem Lucia mir nahelegte, ein paar Presswehen in Seitenlage auf der Couch zu verbringen. Wie schwer und träge ich nun wieder geworden war. Und nun folgten mindestens 10 Wehen im Liegen. SCHEISSE! Ich hasste es! Sie drehten mich von einer auf die andere Seite, VERDAMMT, schrecklich, wenn man nicht mal seinen Arsch heben kann, weil der Schmerz darin es nicht zulässt. Irgendetwas blockierte da. Wie eine Warnanlage funktionierte das. Wie gerne wäre ich eine Frau gewesen, die ihr Kind einfach entspannt ausatmet, wo das Baby einfach sanft herausgleitet. Ganz von selbst.
So sehr hatte ich mich darauf vorbereitet, gut wie ich meine. Doch

es klappte nicht.

Ich konnte nicht ignorieren, dass etwas meinen Unterleib fest in die Zange nahm, während mein Becken sich anfühlte, als würde es jeden Moment gesprengt werden. Wie soll man da ruhig bleiben können?

Ich war ungehalten und sauer. Hab ich schon erwähnt, dass ich das Liegen während der Wehen hasse? Ich kann es nicht oft genug betonen. Ich war sauer auf meine Hebamme und grollte mit der ganzen Welt. Was sollte das denn? Wieso musste ich so schwer meine Kinder bekommen?
Was hab ich denn verbrochen?

Und eine weitere Wehe im Liegen. Es zog mich zu Boden, am liebsten hätte ich mich in den Fußboden rein gekringelt, wie ein Regenwurm in die Erde. Weg weg weg! Ein schreckliches Gefühl. Lucia und Martin bearbeiteten mein Kreuz, meinen Popo. Sie massierten mich fest und es war wie ein Streicheln. Dennoch konnte es mir die Schmerzen nicht mehr lindern. Und ich wollte auch gar nicht mehr. Wirklich nicht mehr.

Da kniete Lucia vor mir auf dem Boden und wartete stumm. Dazwischen Herztöne abhören. Vor uns stand Klara mit der Kamera in der Hand. Alle waren still, alle warteten. Alle warteten, dass ich das Kind endlich zur Welt brachte. Verdammt! Was sollte ich denn noch tun? Alle taten so, als wäre dies jetzt hier ein feierlicher Augenblick, doch für mich war da rein gar nichts feierlich. Ich sah nicht ein, warum das alles so verdammt wehtun musste. Außerdem wurde ich langsam doch recht müde. Wie lange presste ich nun schon wieder? Und diese zermürbenden Kreuzschmerzen, ich verfluchte sie.

Nach einer dieser blöden Seitenlagewehen stammelte ich: „Wieso muss eigentlich ich hier alles alleine machen?" Dabei schlug ich mit der Faust auf den Boden unter mir. So unfair fand ich diese Situation.

„Vielleicht wenn ich wieder ins Wasser gehe...?" Man half mir erneut in den Pool.
Nach ein paar Wehen wollte ich wieder hinaus, ich fühlte mich nicht mehr sicher im Wasser.

Wir blieben noch eine Weile im Badezimmer, wo ich an meine beiden Helfer gelehnt wieder in die Musik eintauchte, die mein Mann nun wieder aktiviert hatte. Wir standen wie im Dreieck. Die Musik in Kombination mit dem Schmerz versetzte mich in eine Trance und ich begann ganz langsam zu schaukeln, hin und her. Ganz leicht nur, aber es beruhigte mich. Und Lucia und mein Mann stimmten sich auf meinen Rhythmus ein, auch sie schaukelten mit. Ich spürte nun die Liebe dieser beiden Menschen und war ihnen unendlich dankbar dass sie mir so beistanden, ja, sich sogar meinem Rhythmus anpassten. Diese Minuten werde ich wohl nie mehr vergessen können. Und es wurden mir ein paar Minuten mehr Pause geschenkt. Dieser „Trance-Dance" hatte mich wieder versöhnlicher gemacht. Davor hatte ich meine Hebamme gebeten, mit mir ins Krankenhaus zu fahren, ich wollte einen Kaiserschnitt, gleich so, wenn es sein musste, ohne Betäubung.

War doch eh alles schon egal.

Doch nun war mein Vertrauen wieder aufgetankt und ich beschloss, weiter zu kämpfen. Nicht zuletzt, weil Lucia mir erklärte, wie stark ich war, dass sie mir zutraute, auch ohne Sectio mein Kind zu kriegen. Und dass ich nachher enttäuscht wäre, wenn sie jetzt auf meine Bitte einging.

Wahrscheinlich hatte sie Recht.

Sie hievten mich ins Schlafzimmer. Vor dem Bett war der Pezziball und ich umarmte ihn, ließ mich auf ihm fallen. Aber selbst in dieser Lage tat sich nicht viel.

Der Vierfüßlerstand. Auch ihn mag ich nicht besonders. Doch die Hebamme fand ihn gut, denn der Kopf bewegte sich beim Pressen mit. Dennoch auch hier nur ein minimales Vorankommen.

Ich wollte auf den Hocker. Eine altbekannte und vertraute Haltung, in der ich bereits zwei Kinder geboren hatte. Wenn, dann würde es hier wieder funktionieren.

Und tatsächlich. Kaum saß ich drauf spürte ich, wie sich der Kopf in meine Scheide drängte, wenn ich anschob. Und wieder eine Presswehe und wieder ein Stückchen weiter. Und weiter. Und weiter. Bald rutschte er nicht mehr zurück und dieses aufgespreizte Gefühl, es war wieder da. Und wie?!

Lucia kam mit ihrem Spiegel und wie bei den beiden Geburten zuvor hatte ich Null Bock auf ein Spiegelbild. Auch wenn es von meinem Kind war, jetzt nicht! Ich spürte nach, ging mit einem Finger in mich und fühlte sehr schnell den Widerstand.

Nun begann ich während der Pausen zu summen, schaukelte in den Armen meines Mannes sanft hin und her. Mein Blick starr auf einen fernen Punkt im Raum gerichtet, wissend, es konnte nun nicht mehr lange dauern, dennoch kurz vorm Wahnsinnigwerden, so fühlte ich mich. Ich lächelte gar. Alle im Raum mussten sich wohl sehr wundern. Der Endorphincocktail wirkte.
Lucia machte warme Dammkompressen.

Die Presswehe rollte an, ich richtete mich gerade auf, packte die Hände meines Mannes und presste und presste mit aller Kraft....

„Lucia, bitte hilf mir, dass ich nicht reiße!", bat ich meine Hebamme. Sie begann, mit einem Öl fest meinen Damm zu massieren, dehnte und weitete meine Scheide unsanft. Gut so. Es musste sein. AUA!
Bald spürte ich den warmen, glitschigen, festen Kopf meines Kindes, der bereits in meiner Vagina wartete, und nun gar meine Schamlippen ein wenig spreizte.

Ich betete laut, dass es bald überstanden sein würde. Zwischendurch hörte ich mich wieder summen und spürte das irre Lächeln auf meinem Gesicht. Alle Muskeln darin waren völlig entspannt.

Wehe kam, und weiterpressen......weiter weiter......OH Ohhh, Spannung aufs Äußerste, keine Regung, verharren im Schmerz, „Locker lassen, aufmachen, weeeeiiiiiit aaaaauuuuufmaaaachen!" Dabei mit aller Kraft schieben. Was war das nur für eine neue Empfindung? Wieso schmerzte meine Symphyse[4] so schrecklich? So

---

[4] SYMPHYSE: auch Schambeinfuge; verbindet die rechte mit der linken Beckenhälfte an der Vorderseite. Diese Verbindung lockert sich während der Schwangerschaft, um das Becken für die Geburt flexibler, wie auch durchgängiger zu machen.

als würde irgendwie mein Kind darüber eingeklemmt sein und nicht runterkommen.

Und was noch als besonderes Highlight dazu kam, war, dass mir mein Enddarm ordentlich brannte. Bei den unzähligen Presswehen stülpte sich wohl auch ein Teil da hinten nach außen. Jedes Mal wenn ich drückte, musste ich wohl auch meine Hämorrhoiden mit raus drücken. Würden die blutgefüllten Dinger nicht jeden Moment platzen? Ich stellte mir das Blutbad vor...

„Autsch, Lucia, da hinten brennt es auch wie Feuer!"
„Mach dir jetzt darüber keine Gedanken, darum kümmern wir uns, wenn es vorbei ist!"

Die Hebamme bearbeitete nun meinen Damm, spannte meine Mitte weit auf, machte dem Kopf Platz, der sich seinen Weg bahnte. Halb draußen nahm sie ihn behutsam in die rechte Hand und führte ihn. Ich spürte diesen zarten Widerstand und es half mir, bei diesem irrationalen Durcheinander an „Spannung-Schmerz-vorne-hinten-unten-oben-Empfindung", die exakte Richtung beizubehalten.

Währenddessen stützte ihre linke meinen Damm. Gleichzeitig schob sie, während ich presste, Millimeter um Millimeter das dehnbare Gewebe wie eine Manschette nach unten, um den Kopf, den sie ebenfalls sanft und bestimmt mit manövrierte, herauszuschälen. So sah es wohl auch aus, wenn man einen festsitzenden Ring vom Finger zog.
Nur dass es nicht der Finger war, sondern das Haupt meines Kindes. Dieses schlüpfte nun Stück für Stück vorwärts und nach weiteren Presswehen dann irgendwann aus mir heraus.
Ich kann nicht sagen, dass ich das großartig gespürt hätte, denn die Spannung ließ nur geringfügig nach, steckte doch der restliche Körper noch in mir. Ein wenig entspannter war es aber doch.
„Der Kopf ist schon da!" hörte ich Lucia. „Wir warten auf die nächste Wehe!" Eine hauchzarte Glückswelle durchfuhr mich.

Absolute Ruhe im Raum. Wir warteten. Nun musste nur noch das letzte Stück überwunden werden. Ich machte mir Sorgen um mein ruhiges Kind, diese Stille machte mir Angst. Schlief er denn?
„Lucia, ist er ok?"
Sie bejahte und streichelte tröstend über meine Schenkel: „Mach dir

keine Sorgen, ihr seid ganz tüchtig!"

Noch immer warten. Das Gefühl zwischen meinen Beinen und in meinem Becken war alles andere als schön. Der Kopf meines Sohnes, den ich jetzt schon unendlich liebte, war nun außerhalb meines Körpers.

HUCH! Jetzt nur keine falsche Bewegung. Ich weiß nicht, wie mir plötzlich Horrorszenarien durch meinen Kopf schießen konnten, was in diesem Augenblick passieren würde, sollte ich einen Krampfanfall bekommen oder uns ein Erdbeben heimsuchen. Oh Gott!

Diese Stille...sie dauerte ewig. Ich hörte, wie Klara verwundert sagte: „Er schläft!"

Ein heiliger Moment, alle hielten den Atem an.
„Lucia, geht's ihm wirklich gut?"
Plötzlich fühlte ich es. Mein Kind hatte den Kopf ein wenig bewegt. Ganz deutlich konnte ich in mir spüren, dass er den Kopf gedreht hatte. Ich wusste nun, er lebt. Auch eine äußerst interessante Erfahrung, das muss ich sagen.

Nun vernahm ich auch die Stimme meiner Schwägerin. Ich hatte gar nicht bemerkt, dass sie ins Zimmer gekommen war.
„Tüchtig bist du! Bald hast du's geschafft!"

Endspurt.

Die letzte Wehe bahnte sich nach eineinhalb Minuten an. Ganz stark ließ ich sie werden, atmete ruhig und tief in den Bauch hinein, dann ein großer Atemzug, der meine Lungen füllte, Mund zu, Kinn an die Brust, die Hände meines Mannes fest gedrückt, schob ich alles was ging, nach unten. 10,11,12,13,14 Sekunden lang ohne Luft holen. Und wieder. Lucia half kraftvoll, doch auch behutsam mit, die Schultern zu entwickeln, wieder passte sie sich perfekt meinem Pressrhythmus an. Und mit vereinten Kräften war es am Ende dieses Durchgangs geschafft. Simon wurde von den Händen der Hebamme aus mir herausgezogen.

HIMMEL!
Mein Sohn war geboren.

Er wurde noch rasch abgesaugt und was dann kam, war diese

unermessliche Gnade, die nur eine Gebärende nach vielen Stunden des Schmerzes nachempfinden kann. Er wurde mir auf den Bauch gelegt, so warm und glitschig, weich und ganz schön schwer. Wir hatten es auch diesmal geschafft.

Es folgten Lobeshymnen der Anwesenden.
„Ach Margo, du warst so tüchtig, bist so stark geblieben. Du kannst sehr stolz sein auf dich!", erklärte meine allerbeste Hebamme, während sie bereits die blutigen Unterlagen austauschte und ein wenig aufräumte.
Und so als wäre es eine banale Nebensache fügte sie hinzu: „Und ein Sterngucker war er auch!"

WIE BITTE?!

„Ja, er hat dich angeschaut, als er rauskam!"

ICH hatte eine Sternguckergeburt hinter mir? Ich konnte es nicht glauben.

War es dieser Schreck, der sich auf die Nachgeburt auswirkte, denn ich fühlte – immer noch auf dem Hocker – etwas Weiches, Großes aus mir herausschlüpfen: „Lucia, kann es sein, dass die Plazenta jetzt einfach ohne Wehe rausrutscht?"
Und schnell schnappte sie sich den Stahlteller, um sie noch rechtzeitig auffangen zu können.
Na sowas? Nicht ein kleines Zipperlein mehr. Das war jetzt das Geschenk an mich, weil ich so lange, so viele Wehen durchgestanden hatte.
Die Anzahl wurde von den Beteiligten auf ca. 95 Stück gezählt. Wacker. Ich hatte bei all meinen regen Recherchen noch niemals von so vielen Presswehen gehört.
Es sollte noch einige Stunden dauern, bis ich den Muskelkater spürte.

Man hievte mich und meinen properen Sohn ins Bett und Lucia nahm noch einmal eine Untersuchung meiner Geburtswege vor. Leider sagte sie mir nicht das, was ich hören wollte.
„Margo, wir müssen das nähen. Es ist zu tief, um es ignorieren zu können. Es sind nur ein, zwei Stiche..."

Klar und deutlich gab ich ihr zu verstehen, dass es mir vollkommen egal war, ob da jetzt alles zusammen wachsen würde oder nicht. Ich hatte jetzt 4 ½ Stunden gepresst und ich war fix und foxy. Ganz sicherlich würde hier jetzt nicht mehr genäht werden!

Ich presste meine Beine zusammen und verweigerte, 100%ig fest und konsequent. Ich war nicht umzustimmen. Zum Glück ist meine Hebamme eine sehr intelligente Frau und so sah sie ein, dass es keinen Sinn hatte, noch länger auf mich einzureden.

Sie sekkierte mich nicht länger und vertrauensvoll riet sie mir, meinem Damm in den nächsten zwei bis drei Tagen keine Spreizhaltung zuzumuten. Die Natur würde schon das Ihre dazu tun, damit es gut verheilte. Sofort drückte sie mir liebevoll ein paar Arnica- Globuli in den Mund.

Simon war auch gleich hungrig, fordernd schnappte er nach meiner Brustwarze und kaum hatte er sie, sog er derart kräftig daran, dass mir die Luft kurz wegblieb. Pfuhh! Das war noch mal ein anderes Kaliber!

Dadurch wurden auch gleichzeitig die ersten Nachwehen freigesetzt. OK, das waren jetzt also diese heftigen Nachwehen. Es stimmte in der Tat. Sie bissen sich ins Fleisch, beinahe als würde noch ein Kind kommen. Lucia versprach mir für den Abend Schmerzmittel.

Ich hatte auch diesmal einen Bärenhunger und meine Schwägerin kam nach einer Weile mit dem besten Kaiserschmarrn der Welt. Nur hätte es ruhig noch mehr sein können. Da alle im Haus mitaßen, blieb für mich bloß eine Handvoll übrig. Schade. So etwas konnte nur einer Kaiserschnittmutter passieren, dachte ich mir. Die hat keine Ahnung, welchen Appetit so eine wilde Gebärende hat. Ich hätte locker noch fünfmal so viel vertragen. Als sie meinen Teller abholte, musste ich kurz mit dem Zaunpfahl winken. Ich lobte sie für ihre Kochkünste, erklärte, dass er grandios geschmeckt hatte und ich gar nicht genug davon bekommen könnte. Wollte sie oder konnte sie den Wink nicht verstehen, jedenfalls war es das mit dem Kaiserschnitt, äh Kaiserschmarrn. ;-)

DAS WOCHENBETT
zuhause

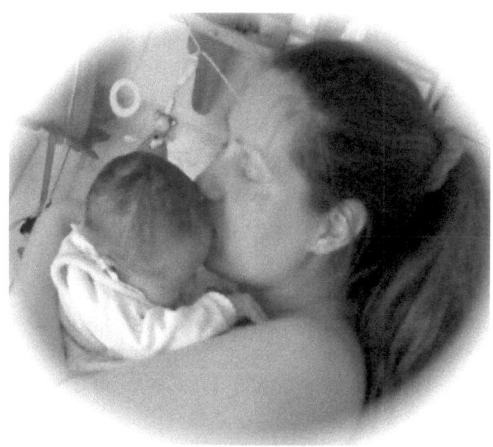

Der siebte Himmel, es gab ihn wirklich! War ich bei meinen beiden Mädels schon dort gewesen, so überaus hoheitsvoll war ich diesmal dort angekommen. Stolzer konnte ich nicht sein. Ich hatte einen Sterngucker geboren! Klar war es mühsam, und ich hatte einen Muskelkater vom Scheitel bis zu den Zehenspitzen – definitiv kein Schmäh! – sogar die Fingermuskeln fühlten sich wund an. Aber ich muss zugeben, mir ging es blendend. So bizarr es mir damals erschien, es ist die Wahrheit.

Wir haben unseren Sohn bei uns zuhause willkommen geheißen, wir mussten das Nest für seine Geburt also doch nicht verlassen.

Man stelle sich vor, monatelang hat man in den eigenen vier Wänden alles klar gemacht für den Neuankömmling, ihm ein Plätzchen der Geborgenheit geschaffen, und geboren soll er in einem unpersönlichen Krankenhaus werden? Inmitten fremder Menschen und ihren Einflüssen?

Noch vor ein paar Jahren kam mir dies nicht so seltsam vor, war es doch Usus und ich konnte bei allen rationalen Betrachtungen keinen Grund sehen, warum es nicht so geschehen sollte. Jedoch mein Bauch meldete dabei beständiges Unbehagen.

Wie dankbar war ich nach dieser Geburt in besonderem Masse für dieses kluge Gefühl aus meinem Bauch. Denn mir war vollkommen klar, dass die „Hintere Hinterhauptslage" meines Sohnes einen guten Grund für den schulmedizinischen Apparat dargestellt hätte diese Geburt operativ zu beenden. Ein gefundenes Fressen sozusagen. Ich kann mir nicht vorstellen, dass einer Mehrgebärenden dort eine Austreibungsphase von viereinhalb Stunden „gewährt" worden wäre, wo dies schon in der Regel bei einer ersten Geburt auf maximal eine Stunde begrenzt wird.

Selbst wenn ich sie angefleht hätte, mich nicht zu operieren – was ich in diesen Stunden sicherlich nicht getan hätte! – wäre ich dem Messer nicht entkommen.
Dieses triumphierende Hochgefühl, welches mich beflügelte, kann nur jemand nachempfinden, der den Mount Everest bestiegen hat.
Den Muskelkater womöglich auch.

Ich hatte die ganze Nacht kein Auge zugetan, weil ich keine Sekunde mit meinem Baby missen wollte. Meinem Mann erging es ähnlich, doch er nickte schon ein paarmal ganz kurz ein.
Doch es war mir egal. Alles war gut.

Als am übernächsten Tag Brigitte, die Nachsorgehebamme zu mir kam, erklärte sie mich – wunder was – für total dünn. Sie umarmte mich und gratulierte mir zu dieser Meisterleistung. Brigitte hatte vor kurzem ihr 25jähriges Jubiläum als Hebamme im Krankenhaus gefeiert. Im Grunde war auch sie eine Perle wie Lucia, ebenfalls eine überzeugte Anhängerin der natürlichen Geburt. Da sie jedoch eine alleinverdienende Mutter war, konnte sie auf die Sicherheit, die ihr eine Festanstellung im Krankenhaus bot, nicht verzichten. Über Hausgeburten wagte sie sich niemals. Obwohl ich sicher bin, dass auch sie darin großartig gewesen wäre.

Sie kannte das Prozedere im Kreißsaal wie wohl kaum eine andere und erklärte mir nun ausführlich, welche Maßnahmen mir im Krankenhaus bei einer Sternguckergeburt mit Sicherheit geblüht hätten.

„Bei so einem großen Kind und deiner Anamnese[5] hätten die Ärzte keine Stunde zugewartet. Du hättest eine PDA bekommen, und mit Sicherheit einen Schnitt. Entweder in den Damm oder in die Bauchdecke. Simon wäre wahrscheinlich nicht in so einem prächtigen Zustand. Und du auch nicht. Du kannst sehr stolz auf dich sein! Toll habt ihr das gemacht!!!"

Sie maß meinen Blutdruck.
Mein Puls war extrem schwach und sie meinte, ich müsse nach dieser anstrengenden Geburt erst mal wieder zu Kräften kommen. Meinem Mann trug sie auf, eine kräftige Hühnersuppe zu kochen mit viel Fleisch darin. Außerdem sollte ich jeden Tag einen süßen Grieß- oder Haferflockenbrei essen. Und für den Eisenmangel schlug sie Kräuterblutsaft vor. Überhaupt wären alle roten Säfte gut, ganz besonders der Johannisbeersaft, der den Hämoglobinspiegel erhöhen würde.

Irgendwann kam ich drauf, dass der Stilltee um Häuser besser schmeckte, wenn ich ein Viertel davon durch Johannisbeersaft ersetzte. So schlug ich zwei Fliegen mit einer Klappe: Er mundete mir besser und für meine Gesundheit konnte ich auch gleich etwas tun. Von draußen hörte man meine Mama, die vor sich hin fluchte und schimpfte: „So viel Wäsche! Nein, wie sollen die das alles nur schaffen!?"
Brigitte saß an meinem Bett und ich verdrehte die Augen. Sie lächelte herzlich und klärte mich darüber auf, dass es nun spätestens jetzt als Mutter von drei Kindern außerordentlich wichtig sei, „chaostolerant" zu werden. Es wäre niemals alles zu schaffen und es musste auch nicht sein. Wichtig war das Wohlergehen der Kinder und der Eltern, alles andere würde warten und lief nicht weg.
Wie Recht sie hatte?!

Als nach Simons Geburt seine beiden großen Schwestern das Schlafzimmer betraten, überkam mich kurzerhand ein wenig Panik.
Nun hatte ich DREI KINDER!!!
Ich sah sie das erste Mal alle beisammen und hatte überhaupt keinen Schimmer, wie das nun werden würde.

---

[5] ANAMNESE: die Vorgeschichte eines Patienten

Skeptikern zu erklären, dass man „halt dann bloß ein Kind mehr" hätte, war eine Sache. Dieses dann als reale Tatsache zu erfahren, eine andere.

In der Tat begann an diesem 3. Jänner eine neue, besonders einschneidende Epoche meines Lebens.

Ich wusste zwar, es würde gehen, allein schon, weil es das eben musste. Aber ich wusste noch nicht wie.

„Du wirst hineinwachsen, wirst sehen!", beruhigte Brigitte mich professionell, bevor sie sich bis zum nächsten Tag von mir verabschiedete.

Ich hatte ja noch ein paar Wochen Schonfrist, jetzt würde ich mein wohlverdientes Wochenbett genießen. Und mit meinem kleinen knuffigen Prinzen im Arm sank ich das erste Mal in ein kleines Nickerchen.

*

Der erste Toilettengang

Ich hatte großen Respekt vor dem ersten Mal Harnlassen.
Meine Hebamme begleitete mich die ersten Male, denn ich konnte ohnehin nicht selbstständig die Kraft aufbringen, aufzustehen und zur Toilette zu gehen. Da war ein Riesenloch in meiner Magengrube, ich hatte jegliche Stütze verloren, ein ganz sonderbares Gefühl. Und ja, leider waren da wieder meine Kreuz-, und Steißbeinsymptome, die mit jedem Kind mehr zum Thema wurden. Lucia oder Martin, einer von den beiden musste mir immer aus dem Bett helfen.

Ein paar Stunden nach der Geburt war es höchste Zeit, meine Harnblase zu entleeren und den darin viele Stunden angesammelten Urin loszuwerden. Das war gar nicht so einfach, wie man sich das vorstellt. Durch die Schwellungen der Geburtswege, sowie diesem „bamstigen Gefühl" noch Stunden nach der Entbindung, konnte es eine Zeitlang dauern, bis ich in der Lage war, Harn aus meiner gequetschten Harnröhre hinaus zu befördern.

Meine Hebamme wusste jedoch auch da Rat.
Sie hatte ein paar kleine Tricks für derlei Dinge auf Lager. Schnell hatte sie eine duftende Meersalzspülung vorbereitet. In einem Krug verdünnte sie 1 Liter Wasser mit ein paar Esslöffeln „Totes Meer-Badesalz" und einigen Tropfen Lavendelöl. Diese Spülung goss sie mir über meine Vulva. Das war wohltuend, kühlend und entspannend, so dass es nach drei, vier Versuchen klappte, und ein paar Tröpfchen Urin durchkamen.

Gut half auch, wenn sie die Wasserleitung ein wenig aufdrehte und ich das Plätschern hörte. Es regte meinen Harndrang an. Und siehe da, meine Scheide brannte nicht wie ich befürchtet hatte, ich war überrascht. Allerdings schmerzte der irritierte Beckenboden ziemlich beim Andrücken, aber sonst war's nicht so schlimm. Die Muskeln da unten mussten sich erst wieder neu zusammenfinden. Und es wurde von Mal zu Mal besser, allmählich kam nach ein paar Tagen das Gefühl dafür wieder zurück.

So duschte ich mich bei jedem Klobesuch, bis sich alles langsam wieder normalisierte. Ich genoss dieses besonders wohlriechende Wasser, fühlte mich gereinigter nach dieser Prozedur.
Dieser Duft wird mir gewiss für alle Zeit als etwas ganz Besonders im Gedächtnis verhaftet bleiben.

*

DER WOCHENFLUSS

Woran ich mich wohl auch immer erinnern werde, ist die große Blutmenge, die in den ersten beiden Tagen aus meiner Gebärmutter herausströmte, kannte ich doch von meinen Menstruationen im Grunde nur minimale Blutungen. Nicht umsonst hatte man von der Hebamme einen dicken Packen Windeleinlagen angezogen bekommen. Darüber das schicke Netzhöschen. Nicht sexy, aber wirklich sehr praktisch. Denn in den ersten Tagen kann immer mal etwas daneben gehen. Dann zieht man ein frisches an und wirft das alte einfach weg. Außerdem drückt nichts im Schritt,
Wenn der Beckenboden stark schmerzte, dann strich mir meine gute „Wehmutter" (so wurden früher Hebammen auch genannt) auf meine zwei-drei Windeln eine dicke Schicht „Traumeel" - Salbe. Das beruhigte den beleidigten Genitalbereich, auch die Kühlung der Salbe tat gut.

Der Geruch des Wochenflusses, der Lochien[6], ist schon sehr besonders. Man stelle sich eine Wunde in der Gebärmutter vor, die ca. 12 cm Durchmesser hat. Wo es zu Beginn vorwiegend nach Blut riecht, gesellt sich von Stunde zu Stunde mehr dieser ganz spezielle „Lochien-Geruch" hinzu. Nicht direkt unangenehm für mich, aber ganz eigen, ein bisschen süß.

Viele Frauen empfinden diesen Geruch als sehr störend. Da wird schnellstens nach der Geburt geduscht. Ich hatte bei keinem Kind den Gedanken daran. Erstens war ich gar nicht fit genug. Außerdem gehört für mich dieser besondere Duft einfach ins Wochenbett. Er gehört dazu. So soll auch mein Baby möglichst lange auf sein erstes Bad warten.

Es ist perfekt. Warum soll ich diesen herrlichen Duft verderben?
Man sagt, Gerüche prägen sich ganz besonders in unser Unterbewusstsein ein. Wenn ich an die Zeit im Wochenbett denke und die Augen schließe, dann kommt mir ein unendlich warmes, zärtliches, friedliches Gefühl in Bauch und Herzen hoch, kombiniert

---

[6] LOCHIEN: das Wundsekret aus der Gebärmutter nach einer Entbindung

mit dem Duft von Meersalzwasser und Lavendel, Rosenöl, Wochenfluss, Geburtsölen, Stillöl, und dem allerbesten: dem Geruch meines Babys!

Dieser Wochenfluss dauerte nicht länger als 2 – 4 Wochen. Allerdings muss ich erwähnen, dass ich spätestens einen Monat danach meine erste Regelblutung wieder bekam. Trotz Stillens! Dabei hatte ich aus den Büchern gelernt, dass es bis zu einem Jahr dauern kann, wenn man sein Kind in einem 3-Stunden-Intervall an den Busen legt. Man soll halt auch nicht alles glauben, was in Büchern steht.

Wir alle sind viel zu individuell, als dass man sich vergleichen könnte. Dieses Gegenseitige Maß nehmen sollte generell langsam der Vergangenheit angehören. So wie es Frauen gibt, die nach der Geburt aufspringen und einen Kaffee trinken gehen, so gibt es auch welche, die sich richtig elend und krank fühlen. Dennoch kann man sagen, dass, wenn die nachgeburtliche Blutung bereits aufgehört hatte, eine neue Blutung nicht immer gleich die nächste Menstruation bedeuten muss.

Es ist auch gut möglich, dass es in einem stressigen Wochenbett, welches immerhin nicht grundlos auf 6 – 8 Wochen angelegt ist, zu erneuten Blutungen kommen kann, welche ein deutliches Warnzeichen darstellen, nämlich: „Mutter, ab mit dir ins (Wochen-)Bett! DU bist noch nicht wieder fit genug für den Alltag!"

Meines Erachtens ist es von großer Wichtigkeit, diese Blutung als Warnung ernst zu nehmen, weil sie bedeutet, dass die Wunde der Gebärmutter noch nicht gut ausgeheilt ist. Diese wohlverdiente Schonzeit wird heutzutage, zugunsten des vorherrschenden „Super-Mutti-Komplexes" auf die leichte Schulter genommen. Leider oft auch auf Kosten des Kindes, bedeutet ein Rückzug in diesen Wochen doch auch, sich auf die Stillbeziehung einzulassen. Gerade in den ersten drei Monaten stellt sich die Qualität und Konsistenz der Milch ein paarmal um, was sehr oft zur Verwirrung der jungen Mütter, und leider auch zu einem frühen Abstillprozess führt. Doch dazu später mehr.

*

Das erste Bad

Nach Simons Geburt fühlte ich mich zwar stolz wie eine Olympiasiegerin, andererseits war ich körperlich total erledigt. Ich merkte das nicht sofort.

Brigitte, die Nachsorgehebamme, sie sich mit Lucia abwechselte, fand mich „ganz dünn", als sie am nächsten Tag zu uns kam. Wie kam sie denn darauf? Ich hatte doch ganz schön zugelegt in der Schwangerschaft. Ihrer Ansicht nach, konnte man mir ansehen, dass ich den Mount Everest bestiegen hatte.
„Naja, was sag ich, mein Schatz, ich fühle fast keinen Puls!"
Besorgt schaute sie auf die Uhr, während sie mir Blutdruck und Puls maß.
„Jetzt müssen wir dich aber wieder richtig aufpäppeln!" Das klang doch mal richtig gut.

Wenn das Kind da ist, dann erlebt man erst mal eine Zeitlang herrliche Höhenflüge – das machen die Hormone – selbst, wenn man unter der Wehenarbeit schon völlig übermüdet war, kann man, wenn es geschafft ist, einfach nicht einschlafen.
Das ging bei mir drei, vier Nächte so. Lucia meinte dann immer, ich solle versuchen, so oft als möglich ein Nickerchen zu machen – was auch gelang – aber richtig tief einschlafen konnte ich einfach nicht.
Ich bin so eine Mutter, die ihr Kind dann auch nicht mehr hergibt. Omis, Tanten, Kusinen, der Besuch schart sich ums Bett herum, jeder würde sooo gerne das „Buzi" halten, doch sie kennen mich ja....sie unterließen es tunlichst, überhaupt zu fragen.

Ich war also ziemlich groggy, das merkte ich jedoch erst am 3. Tag. Nun war der Heilungsprozess voll im Gange, ein zerschlagenes Gefühl machte sich im Körper breit.
Lucia hatte es prophezeit. Die Endorphine erschöpften sich allmählich, der Körper stellte sich wieder auf „Nicht schwanger" um. Warum kann man nicht für immer auf dieser Wolke bleiben?

Auf der Erde zurück fühlt man sich plötzlich ziemlich

„zurückgeworfen", erinnert man sich jetzt oft das erste Mal wieder an den normalen Alltag. Man kann sich das nun plötzlich einfach nicht vorstellen, diesem engelhaften Wesen hier auf der Erde gerecht zu werden. Will man ihm wirklich diese Welt zeigen?
Zweifel kommen auf.
Wie wird das sein mit dem Neugeborenen, dessen Nabelschnurstummel immer noch nicht abgefallen ist, das nun ebenfalls langsam aus seinem Dornröschenschlaf erwacht und vielleicht auch schon mal präsentiert hat, dass es vollkommen hilflos ist, wenn es nicht die ganze Zeit bei Mama liegt. Es schreit auch. Und wie! Hat es Hunger? Wann kommt die richtige Milch denn endlich?

Dies kann sich nur mehr um Stunden handeln. Es ist schließlich die Zeit des „Milcheinschusses", die Brüste spannen enorm, sind heiß und hart und wenn es soweit ist, schlabbert das hungrige Baby gierig an den gereizten Brustwarzen.

Nun erscheint alles so surreal. Man freut sich so, ist aber gleichzeitig mit den Nerven total am Ende. Das nennt man „Baby-Blues"[7].

Die beste Hebamme von allen eröffnete mir nun, da ich mich gar so verloren fühlte, ich könnte ein Bad nehmen. WAS? Ein Vollbad? Wie das denn? Darf man denn das?
Da war doch tatsächlich Licht am Horizont zu sehen. „Lucia, ich danke dir!"
Wie oft hatte ich das nun schon gesagt? Und erst gedacht? Was hätte ich ohne sie getan? Zwar kümmerte sich mein Mann auch sehr rührend um uns, dennoch konnte er nicht wissen, was eine erfahrene Hebamme wusste.

Sie ließ mir nun ein Bad ein, es duftete herrlich. Wir hatten für den Geburtspool einige Kilogramm Totes Meer Badesalz gekauft, davon füllte sie ein Säckchen in die Wanne. Dazu wieder einige Tropfen Lavendel- und Rosenöl.

Meine Brustwarzen cremte ich sicherheitshalber dick mit Lanolin

---

[7] BABY-BLUES: oder Postpartale Stimmungskrise, die nach einem euphorischen Hoch zumeist um den dritten Tag nach der Geburt einsetzt. Etwa ein Viertel der Wöchnerinnen ist betroffen.

ein. Ich hatte gelesen, dass die Brüste wund werden können, wenn sie in Kontakt mit dem hochinfektiösen Wochenfluss kämen.

Später erfuhr ich jedoch, dass der Wochenfluss angeblich nur in unseren Breiten gefährlich und infektiös ist. Überall sonst auf der Welt wird mit ihm nicht anders umgegangen, wie mit jeder anderen Wunde auch.

Martin half mir ins Wasser zu steigen und mich hinzusetzen. Lucia kümmerte sich einstweilen um Simon, der nun satt war und schlief.
Sie hatte meinem Mann aufgetragen, mich bitte nicht allein zu lassen, weil es sein konnte, dass mein Kreislauf schlapp machte.

Der Kreislauf blieb stabil und ich genoss diese halbe Stunde zutiefst. Die wohltuende Wirkung des warmen Wassers schmeichelte sich bis in meine Knochen und Gelenke. Meine Beckenschmerzen waren wie weggeblasen. „Gut zu wissen, was gut tut", dachte ich mir.
Als ich danach wieder sehnsuchtsvoll zu meinem friedlich schlafenden Säugling ins Bett zurück kam, ging es mir viel besser.

Noch heute befülle ich manchmal meine Badewanne mit derselben Mischung, wenn es mir nicht gut geht, ich ausgelaugt bin oder Schmerzen habe. Ich fühle mich sofort wieder zurückversetzt in meine himmlischen Wochenbettzeiten. Dann gleite ich ins duftende Wasser und mir ist als käme ich nach Hause.

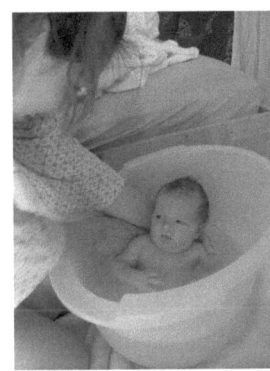

Auch mein kleiner Sterngucker durfte sein erstes Bad nehmen

Harntröpfeln und Hämorrhoiden

Auch dieses Thema wird immer wieder aufgeworfen.

Schon in der Schwangerschaft erschrecken viele, weil es passieren kann, dass man beim Niesen oder Lachen unwillkürlich ein paar Tropfen Urin abgibt. Das liegt am belasteten Beckenboden und verschwindet meist ein paar Monate nach der Geburt wieder. Ich betone, ein paar Monate nach der Geburt. Bei der Geburt (egal ob vaginal oder Kaiserschnitt) wird der Beckenboden noch einmal heftig beansprucht.

Eine Nachbarin von mir kam vier Wochen nach der Geburt ihres Sohnes zu mir und wollte wissen, ob das jetzt so bleiben würde, dass sie beim Niesen eine nasse Hose bekäme.
Ich selbst kenne dieses Phänomen überhaupt nicht. Ich konnte vier Wochen nach den Geburten mit einer vollen Blase Trampolin springen und nichts tropfte aus mir heraus. Zumindest nicht aus der Harnröhre. Dennoch glaube ich, dass es kein Malheur sein muss, denn in der Regel nimmt dieses Problem mit einer Stärkung des Beckenbodens ab. Also auch hier erscheint mir Beckenbodentraining als sehr sinnvoll.

Krampfadern am After jedoch, Hämorrhoiden genannt, sind etwas, das ich leider zu gut kenne! Hat man sich diese dummen Dinger einmal eingefangen, wird man sie nicht mehr los. Wenn ich nicht wüsste, wie viele Menschen, Frauen wie Männer damit zu tun haben, ich würde mich hier nicht outen. Denn Krampfadern im After sind nichts, worauf man sich etwas einbildet.
Schon damals, als ich noch unter 20 war, habe ich mitgekriegt, wie zwei adrette, sportliche Arbeitskolleginnen gleichen Alters, sich darüber austauschten, welche Salbe besser helfen würde. Mir waren die Namen dieser Salben gut bekannt, denn meine Oma kämpfte auch immer wieder mit Hämorrhoiden. So hatte ich schnell geschnallt, worüber die zwei da mit vorgehaltener Hand plauderten.

Und ich wunderte mich, denn denen hätte ich es am allerwenigsten zugetraut.

So schäme ich mich heute nicht, zu gestehen, dass „diese Dinger" seit der Geburt meiner ersten Tochter mit 25 Jahren auch zu einem Bestandteil meines Lebens geworden sind.

Nach der Geburt meines fast vier Kilo Sohnes Simon – dem Sterngucker – hatte ich blutgefüllte Exemplare, die rekordverdächtig waren. Ich durfte meinen Sohn trotz „regelwidriger Kindslage", über vier Stunden lang mit meiner eigenen Kraft aus meinem Bauch schieben. Schon am Ende der Pressphase spürte ich die riesigen Bälle zwischen meinen gespreizten Pobacken. Ich glaubte also nicht nur mein Kind aus mir heraus zu pressen, sondern ebenso meinen Darm. Und es fühlte sich nicht gut an. Trotz der intensiven Spannung meiner Geburtswege konnte ich ganz deutlich meinen schmerzenden Hinterausgang wahrnehmen.
Dass es vorne weh tut, das kann man sich ja wohl bei einer Austreibung erwarten, aber im Arsch?

Nun, jedenfalls brachte mir Lucia Stunden später ein mit tiefgefrorenen Erbsen gefülltes Plastiksäckchen, welches ich mir zwischen diese prallen olivengroßen (ich meine die schwarzen!) Bälle drückte.
Jahhh, das tat gut!
Am allerbesten aber half mir der Tipp einer anderen Hebamme: Sie empfahl mir eine homöopathische Hamamelis Salbe aufzutragen. Von Stunde zu Stunde schrumpften diese blöden Dinger. Heute sieht man sie meist gar nicht mehr.

Tja, hat man sie mal, dann kriegt man sie zwar nicht los, aber wenn man weiß, wie man sie kleinhält, dann kann man gut damit leben. Am besten, man vermeidet Verstopfung, ernährt sich ballaststoffreich und trinkt viel. Überall, wo man zu feste andrücken muss, füllen sich diese Täschchen wieder mit Blut und sind unangenehm, bis schmerzhaft.
Ich war einmal beim Frauenarzt damit und der riet mir von einer OP ab. Außerdem wäre das kaum der Rede wert, meinte er beim Besehen. Ich solle einfach meinem Partner die Stelle nicht zeigen! WIE?! Für wie verklemmt hielt der mein Sexleben?

Eine Operation, hab ich gehört, soll nicht sinnvoll sein und ist zudem auch noch richtig schmerzhaft.

Louise L. Hay[8] hat sich der ganzheitlichen Aufarbeitung von Krankheiten gewidmet und auch zu diesem Thema einen interessanten Denkanstoß erarbeitet: „Mit Krampf tun wir vielleicht Dinge, die wir hassen, sind überarbeitet und überlastet."
Solange man sich dieser Zusammenhänge nicht stellt, wird man Hämorrhoiden dann auch nicht gänzlich los, glaube ich. Die Krampfadern kommen wieder.

Wenn ich mir die Zwanghaftigkeit in unserer Gesellschaft ansehe, dann leuchtet diese Theorie sehr wohl ein. Und auch, dass ca. 80% der westlichen Bevölkerung im Laufe des Lebens damit zu tun bekommt.

*

---

[8] LOUISE L. HAY: amerikanische Sachbuchautorin auf dem Gebiet des „Positiven Denkens"

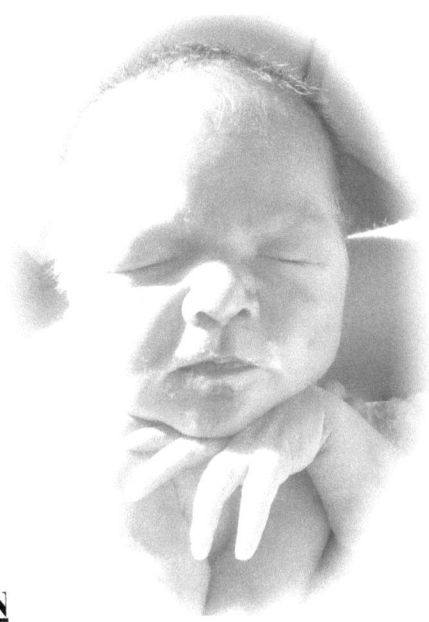

DAS STILLEN

Über das Stillen habe ich in meinen Geschichten schon einiges berichtet. Doch ich halte es für so wesentlich, dass ich diesem Thema ein eigenes Kapitel widmen möchte.

Wozu denn überhaupt heutzutage noch stillen?

Als emanzipierte Frau wird man sich doch nicht das Kind Tag und Nacht „umhängen"?

Stehen Frau, wie auch Mann in diesen Zeiten lieber nachts auf, um das Fläschchen zu wärmen, danach wieder zu sterilisieren und das ganze Brimbamborium?

Auch bei einem Ausflug scheint es nicht von Bedeutung zu sein, dass man sich vollpackt wie ein Esel. Eine überzeugte Stillmutter hat nicht nur weniger in ihre Wickeltasche zu packen, sie lässt auch meist den Kinderwagen daheim. Denn viele von uns haben durch diesen innigen Körperkontakt erfahren und verinnerlicht, dass alle Sinne auf der Basis des Hautsinns aufbauen. Eine sensible Mutter spürt ihr Baby gerne direkt am Körper und begreift es auch als „Tragling". Ein Tragetuch ist also schnell eingepackt.

Liegt es vielleicht daran, dass es an jeder Ecke „Muttermilchersatzprodukte" zu kaufen gibt? Wird heutzutage wirklich dem Kind lieber künstliches Futter vorgesetzt?

STOP! Es gibt kein Produkt, welches die Muttermilch nur annähernd ersetzen kann.

Vielleicht kann ich es anschaulich erklären anhand eines Beispiels, das mir selbst den Blick geschärft hat. Einige Jahre bevor ich Mutter wurde besuchte ich zwei Jahre lang die Universität in Wien. Ich wollte lernen und mich naturwissenschaftlich fortbilden. Ein sehr ambitionierter Biologieprofessor versuchte uns während der ersten Stunden die Möglichkeiten und Unmöglichkeiten der Wissenschaften zu erklären.

Das Mineralwasserphänomen beeindruckte mich nachhaltig:

„Also, es gibt Mineralwasser. Und es gibt Tafelwasser. Meine Damen und Herren, kennen Sie den Unterschied?"
Wir konnten keinen Unterschied sehen.

„Nehmen wir zwei Flaschen. Eine Flasche Mineralwasser, und eine Flasche mit Tafelwasser gefüllt.
Mineralwasser wird direkt an der Quelle abgefüllt. Seinen reichen Gehalt an Mineralstoffen und Vitaminen verdankt es dem Gestein seines Ursprungs, welches diese Stoffe abgibt.
Tafelwasser ist normales Trinkwasser, wo diese Zutaten chemisch beigefügt wurden.
Selbst wenn die Werte auf dem Etikett der beiden Flaschen ident sein würden, ist die Wirkung höchst unterschiedlich.

Im Blutbild von Testpersonen wird es deutlich. Die Menschen mit dem „echten Mineralwasser" hatten einen deutlich höheren Mineralstoffgehalt im Blut, als zuvor. Bei den „Tafelwasser"- Probanden war dies nicht in gleichem Ausmaß der Fall. Nicht

einmal annähernd. Auch Pflanzen, die mit beiden Wässern gegossen wurden zeigten diese deutlichen Unterschiede. Die Tafelgewässerten senkten die Köpfe, die Mineralwasserpflanzen sprießten besonders gut.
Das Sonderbare: im Elektronenmikroskop konnte keine Differenzierung der beiden Wasser diagnostiziert werden. Laut Wissenschaftler handelt es sich um die selben Wirkstoffe...

Herr Professor musste zugeben, dass die empirische Wissenschaft immer wieder an ihre Grenzen stößt. Auch bei der Homöopathie findet der Wissenschaftler nichts mehr im Elektronenmikroskop von der tausendfach verschüttelten Grundarznei. Dennoch kann die Wirkung keine „Einbildung" sein, denn auch Babys und Tiere sprechen darauf an.

Diese „magische" Kraft hat auch die Muttermilch. Es wird häufig davon gesprochen, dass das Kolostrum die erste Impfung des Neugeborenen darstellt.

Es gibt wohl nichts, was in seiner Zusammensetzung so perfekt zu deinem Kind passt, als die Milch seiner eigenen Mutter. Deine Milch!
So wie das Kind selbst aus den Bausteinen entstanden ist, die seine Mutter ihm lieferte, wird auch die Muttermilch aus dem Körper seiner Mama produziert. Nichts ist verträglicher und vertrauter für den Organismus eines Neugeborenen.

Warum stillen dennoch viele Frauen nicht? Vielleicht weil sie so vieles nicht wissen?
Wie ist es dazu gekommen, dass Frauen aufgehört haben, ihre Kinder selbstständig zu säugen?

Nach 1960...

... wurde eine großzügige Zufütterung von Neugeborenen empfohlen, ohne die eigentliche Notwendigkeit dieser Maßnahme und deren Auswirkungen auf das Stillen zu überprüfen. Seit Beginn einer allgemeinen Stillrenaissance wird die Notwendigkeit einer frühen Zufütterung gesunder, normalgewichtiger Säuglinge zunehmend in Frage gestellt und von der AAP, WHO und UNICEF im Rahmen der Initiative „Stillfreundliches KH" eine Zufütterung nur in indizierten Einzelfällen empfohlen.

Dazu gehören möglicherweise:

- Babys, die operiert werden müssen,
- Mangelgeborene (SGA),
- Frühgeborene vor der 32. SSW und unter 1500 g Geburtsgewicht,
- Säuglinge mit unterentwickelten Organfunktionen, die das selbstständige Trinken nicht schaffen
- Säuglinge, deren Bilirubin-Wert im Blut schon am ersten Tag nach der Geburt steil angestiegen ist,
- Säuglinge mit bestimmten angeborenen Stoffwechselerkrankungen,
- Säuglinge, deren Mütter ernsthaft erkrankt sind,
- Säuglinge, deren Mütter Medikamente einnehmen müssen, die während der Stillzeit kontraindiziert sind,
- Säuglinge mit starkem Flüssigkeits- bzw. Gewichtsverlust über zehn Prozent, falls es nicht möglich ist, eine ausreichende Flüssigkeits- bzw. Nahrungsversorgung durch häufigeres Anlegen/Abpumpen von Muttermilch und deren Zufütterung mit Alternativ-Methoden zu gewähr-leisten.
- Säuglinge von Müttern, die substanzgebundene Abhängigkeiten entwickelt haben (Nikotin, Alkohol, Rauschmittel, etc.)

Sollte es erforderlich sein, während der Fototherapie bei Neugeborenengelbsucht etwas anderes als Muttermilch zuzufüttern, muss das Stillmanagement überprüft werden. Bei angemessener Unterstützung der Mutter von Geburt an ist auch bei Fototherapie kein Zufüttern von Flüssigkeiten oder Nahrung notwendig!

VORWÄNDE,
nicht zu stillen

1. Zu wenig Milch:
   Ich erinnere mich an das kleine Geißlein „Schnucki" bei Heidi. Es sollte geschlachtet werden, weil es keine Milch gab. Doch Heidi rettete Schnucki das Leben: Die richtigen Kräutlein brachten die Milch zum Fließen!
   Auch wenn es romantisch und verniedlicht klingt, darin steckt ein wahrer Kern. Heutzutage finden sich in jeder Apotheke fertige „Stillteemischungen", die den Milchfluss gehörig anregen. So klappt das auch mit der Milchbildung!

2. Brust wird schlaff und unattraktiv:
   Eine Brust, die schnell abgestillt wird, kann noch viel schlaffer werden...

3. Der Partner möchte es nicht:
   Na sowas? Wieso denn?
   Er hat gehört, dass die Frau dann nicht so an ihm interessiert ist, die Hormone fixieren sie total auf das Baby. Nun, ich glaube, ein einfühlsamer Partner kann sehr wohl Möglichkeiten finden, seiner Frau den Wiedereinstieg in ein befriedigendes Sexualleben zu erleichtern. Als stillende Mutter bekommt Erotik zumindest vorübergehend eine andere Qualität. Keinesfalls würde ich sagen, dass diese negativer zu bewerten ist. Mag sein, sie kommt nicht so rasch in die Gänge, wie sonst, aber einmal richtig angeturnt, „kommt" auch sie mit. Und ihr Orgasmus zeigt sich nun deutlich auch an ihren Brüsten, denn dabei kommt es zu einem heftigen Milcheinschuss. Die Milch tropft, fließt oder schießt gar heraus.
   Männer genießen in der Regel ihre fruchtbare und stillende Frau. Vorausgesetzt, die Frau hat ebenso gelernt, die wilde Wölfin in sich zu lieben.

Außerdem habe ich den Eindruck, viele Männer würden selbst am liebsten ihre Kinder säugen, wenn sie es könnten. Wie in dieser isländischen Sage: Es fand ein frischgebackener Vater die tote Mutter seines Kindes. Obwohl sie tot ist, saugt das Kind noch an ihrer Brust. Der Mann weiß sich nicht zu helfen, und möchte nun seine Männlichkeit zeigen, indem er sich die Brustwarzen abschneidet. Zuerst kommt Blut, dann Milch, womit er sein Kind ernähren kann.
Diese Geschichte veranschaulicht sehr gut, dass auch liebende Väter bereit wären, ihren Kindern das Beste was sie haben, angedeihen zu lassen.
Warum sollten wir Frauen es nicht ebenso halten?

4. Schlupfwarzen, Flachwarzen, Hohlwarzen: Kein Stillhindernis!
Erstens sind richtige Hohlwarzen ausgesprochen selten und können zweitens schon in der Schwangerschaft auf die Stillzeit vorbereitet werden.Eine gute Hebamme ist zugleich auch eine gute Stillberaterin und weiß, wie das geht.

5. Unabhängigkeit:Viele junge Frauen erleben die Mutterschaft als Bürde und wollen möglichst bald wieder ihre alten Aktivitäten aufnehmen. Am Abend weggehen, Cocktails trinken, Rauchen, das sin Dinge, die sich nicht mit dem Stillen vereinbaren lassen. Wir leben im Zeitalter des Narzissmus und vielen fällt es schwer, als Eltern mehr Opfer zu bringen, als unbedingt nötig. Hättest du eine Mutter gewollt, die eigensinnige Prioritäten setzt, und dir deswegen Nähe und Muttermilch vorenthält? Nein, so wie auch ein Baby keine ge"make-up"te oder parfümierte Mutter braucht.

*

LANGZEITSTILLEN

Wozu?

Obwohl die WHO, die Weltgesundheitsorganisation definitiv klar stellt, dass es keine schädlichen Einflüsse des Langzeitstillens für das Kleinkind gibt, halten sich immer noch derartige Mythen, die Muttermilch könne Schadstoffe enthalten.

Es ist doch wirklich zum Verzweifeln!

Allein schon die Reaktion der Mitmenschen verunsichert...

Sitzt man mit einem 2 Monate alten Säugling im Park und stillt ihn, dann erntet man bewundernde Blicke. Viele, vor allem ältere Frauen, bleiben stehen und sehen wehmütig zu. Fast immer mit den Kommentaren: „Oh was für ein glückliches Baby! Ich hatte leider damals zu wenig Milch! Es gibt doch nichts Besseres! Weiterhin alles Gute und dass die Milch noch lange fließen möge!"

Nach 12 Monaten sieht die Sache schon anders aus. Die älteren Frauen blicken mitleidig, ihr Blick scheint zu sagen: „ Oje, jetzt lässt er sich wohl nicht mehr abschütteln! Jetzt wäre es an der Zeit, hart durchzugreifen, um den Kerl zu entwöhnen!" Diese Reaktion scheint wohl ein Relikt aus Kriegs-, sowohl Nachkriegszeiten zu sein, wo viele Frauen völlig auf sich allein gestellt den Lebensunterhalt bestreiten mussten (die Männer waren ja entweder an der Front, in Gefangenschaft, verschollen, tot oder traumatisiert). Da blieb nicht viel Zeit und Energie für Kuschelphasen, schon gar nicht für das Stillen. Die Mütter mussten schnell wieder ins Berufsleben zurück, es galt, den Spross rasch zu entwöhnen. Was für eine traurige Epoche!

Frauen, die gerade noch kleine Kinder haben, blicken erst interessiert, dann sehen sie beschämt weg.
Die jungen Mädchen fragen: „Tut das nicht weh, jetzt hat es ja schon Zähne?!"

Bis Simon 15 Monate alt war, hatte ich schon ein Sammelsurium an sonderbaren Bemerkungen und Reaktionen beisammen. In

meinem eigenen Umfeld, sprich näheren Verwandtschaft wurde ich nicht gerade ermutigt, so weiter zu machen.
Vor allem meine Mutter, wie auch meine Schwestern, zeigten Monat für Monat weniger Verständnis. Es schien sie regelrecht abzustoßen.
Als Simon sich dann von selbst abstillte, indem er sich einfach mit Kuscheln zufrieden gab, ohne an meinen Nippeln zu hängen, schien es, als wären sie nun erleichtert.
Und wieder fällt mir auf: NUR NICHT AUS DER REIHE TANZEN!

Ich fand es sehr praktisch, kostengünstig und schön. Diese Nähe beim Stillen ist noch einmal das Tüpfelchen auf dem I. Es vermittelt so viel Geborgenheit und das stärkt das Urvertrauen. Man hat noch eine Zeitlang dieses Babykuschelfeeling. Sie werden ja so schnell flügge.

Auch für mich waren meine Stillerfahrungen heilsam. Für jemanden, dessen Urvertrauen in der Kindheit erschüttert wurde, der große Schwierigkeiten hat, Nähe zu zulassen, kann es eine unglaubliche Überwindung sein, sich derart zu öffnen und diese Intimität zuzulassen. Und ich spreche bewusst von Intimität.
Und wenn andere sich darüber mokierten, sollte es mir nur recht sein. Ich hatte mich daran gewöhnt und konnte es als etwas verbuchen, das nicht mit einem Fehlverhalten meinerseits zu tun hatte.

Meine Geburten und Stillbeziehungen haben mich heiler werden lassen.
Dafür danke ich Gott, dass er mir diese Geschenke machte, die, obwohl es oft schwierig und kräftezehrend war, sich letzten Endes wie ein Balsam um meine alten Wunden legten. Ich danke für die Kraft, die mir zuteil wurde, durch Stürme und Erschütterungen hindurch den Glauben an das Gute nicht verloren zu haben. Ich weiß heute, es macht Sinn durchzuhalten, wenn man im Herzen die Liebe spürt und der Bauch „Ja" sagt.

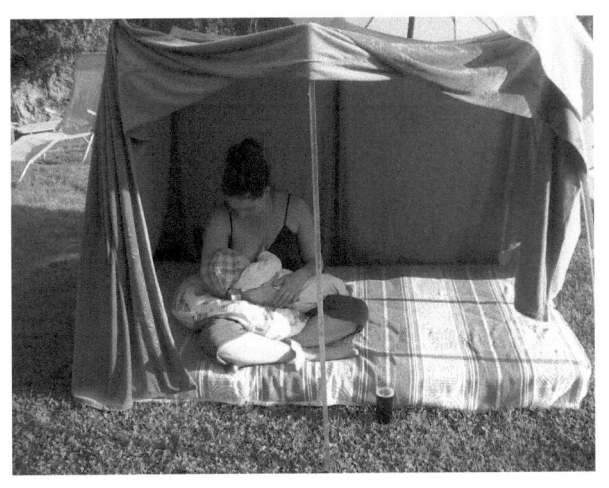

*

Fortsetzung folgt...

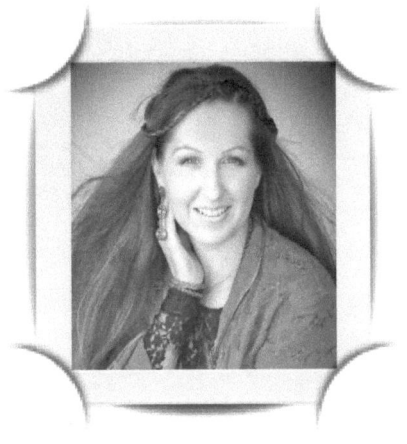

M.C. Strobl, geb. 1972,

ist Musikerin und Mutter von 4 Kindern

und lebt mit ihrer Familie in Niederösterreich.

www.mcstrobl.jimdo.com

Weitere Werke von M.C.Strobl

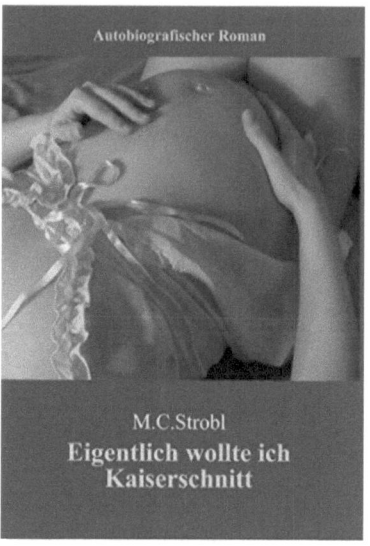

Aus der Reihe: *„Abenteuer Selbstbestimmte Geburt"*

Meine erste Geburt – Sarah kommt zur Welt

Meine erste Hausgeburt - Maria kommt zur Welt

Meine vierte Geburt – Jonathan kommt zur Welt

Die heilige Vagina! Dammschnitt, nein danke!

Eine gute Geburt

Es ist dein Leben!

Es ist dein Körper!

Es ist dein Kind!

Es ist deine Schwangerschaft!

Es ist die Geburt deines Kindes!

Du entscheidest!

M.C. Strobl, 2015

INTERNET

Autorenhomepage www.mcstrobl.jimdo.com

Stillen www.lalecheliga.at.at

Geburtsallianz Österreich www.geburtsallianz.at

Hebamme Ina May Gaskin www.inamay.com

Sheila Kitzinger www.sheilakitzinger.com

Weltgesundheitsorganisation www.who.int

Hebammenzentrum www.hebammenzentrum.at

Geburtspool www.geburtspool.de

Hebammen Österreichs www.hebammen.at

LITERATUR

Antonic Magda, Dr., Schwangerschaft und Geburt, Urania, 1999
Balaskas Janet, Aktive Geburt, Kösel, 1993
Balaskas Janet, Gordon, Jehudi, Schwangerschaft und Geburt, Trias, 1997 Balaskas Janet, Yoga für Schwangere, Kösel, 1992
Bloemeke Viresha J., Es war eine schwere Geburt, Kösel, 2003
Bornemann, Rainer, Kaiserschnitt – Operation und Geburt, Kario, 1989 Dahlke, Rüdiger, Margit; Zahn, Volker, Der Weg ins Leben, Schwangerschaft und Geburt aus ganzheitlicher Sicht, Bertelsmann, 2001

Hay, Luise L., Heile deinen Körper, Alf Lüchow, 31. Auflage, 1995
Horny-Dereani Petra, Geboren im Schutz der großen Göttin, 2008
Dick-Read, Mutterwerden ohne Schmerz, Hoffmann und Campe, 1950 Enning Cornelia, Heilmittel aus Plazenta, Medizinisches und Ethnomedizinisches, 2003

Flanagan Geraldine Lux, Die ersten neun Monate des Lebens, Rowohlt, 1963
Fuchs Nancy, Sonne für die Kinderseele, Herder, 1996
Gaskin Ina-May, Die selbstbestimmte Geburt, Kösel, 2004

Goerke und Bazlen, Kay, Ulrike, Pflege Konkret, Gynäkologie Geburtshilfe, Gustav Fischer, 1998
Jakobs Leonie, Schön macht's nicht, aber glücklich, Kiwi, 2008
Kirkilionis Evelyn, Prekop Jirina, Ein Baby will getragen sein, Kösel, 1999 Kitzinger Sheila, Das Erlebnis der Geburt, Kösel, 1992

Kitzinger Sheila, Das Jahr nach der Geburt, Kösel,
Kitzinger Sheila, Natürliche Geburt. Ein Buch für Mütter und Väter, Kösel, 1991
Kitzinger Sheila, Schwangerschaft und Geburt, Kösel, 1992
Kitzinger Sheila, Geburt, Kindersley, 2003
Knubben, Birgitt und Werner, Du bist eine Geschenk, Herder, 1986
Kuckuck Anke, Luckmann, Clara, Zärtlich und stark, Mütter auf der Suche nach ihrer Lust, Rororo, 1998
La Leche League, Handbuch der stillenden Mutter, Selbstverlag,

1986 Leboyer, Frederic, Das Geheimnis der Geburt, Kösel, 1996
Leboyer Frederic, Geburt ohne Gewalt, Kösel, 1992
Lothrop Hannah, Das Stillbuch, Kösel, 1993
Martin, William, Das Tao de King für Eltern, Aurum, 1999
Mongan Marie F., HypnoBirthing, Mankau, 2010
Müller-Platow Hermann, Die gesunde Frau, Bremer Brücken Verlag, 1959 Nilsson Johan, Es ist wie Verliebtsein, Herder, 2005
Nilsson Lennart, Ein Kind entsteht, Mosaik, 1990
Oblasser Caroline, Ebner Urlike, Saling Erich, Wesp Gudrun, Der Kaiserschnitt hat kein Gesicht, Edition Riedenburg, 2008
Oblasser Caroline, Eirich, Martina, Luxus Privatgeburt, Edition Riedenburg, 2012
Oblasser Caroline, Lass es raus! Die freie Geburt. Methode mit Gebärmutter, Scheide und Co, Riedenburg, 2011
Oblasser Caroline, Masaracchia ReginaUnser Baby kommt zuhause, Edition Riedenburg, 2009
Odent Michael, Die Natur des Orgasmus, Beck'sche Reihe, 2010
Pschyrembel Wörterbuch, Gynäkologie und Geburtshilfe, Walter de Gruyter, 1987
Reinhardt, Margarethe, Geburten, Rowohlt Verlag, 1985

Roy, Ravi & Carola Lage, Homöopathischer Ratgeber, Geburt, Lage&Roy, 1992
Rudolfsson, A., Leib, Seele, Geist, Dr. Strathmeyer's Gesundheitsregeln, Erläuterungen für Denkende, Manuskript, Döring

Schwab Roswitha, Beunruhigende Befunde in der Schwangerschaft, Irisiana, 2008
Springer-Kremser, Marianne, Patient Frau, Springer Verlag, 1991
Stacherl, Sonja, Nähe und Geborgenheit, Walter, 1997

Stoppard, Miriam, Dr., Empfängnis, Schwangerschaft und Geburt, Ravensburger, 1993
Stadelmann, Ingeborg, Die Hebammensprechstunde, Eigenverlag, 1997 Stoppard, Miriam Dr., Das große Buch der Schwangerschaft, Urania, 2005 Taschner, Ute, Scheck Kathrin, Meine Wunschgeburt, Selbstbestimmt Gebären ach Kaiserschnitt, Edition Riedenburg, 2012

Valitutti, Francesco, Das Buch der Vagina, Europa Verlag, 2000
Wilberg, Gerlinde M., Hujber, Karlo, Natürliche

Geburtsvorbereitung und Geburtshilfe, Kösel, 1991
Zink Christoph, Pschyrembel Wörterbuch, Gynäkologie und Geburtshilfe, de Gruyter, 1987

Filme

Meine Narbe, Film über Kaiserschnitt, Mirjam Unger, 2014
Angst hab ich keine, aber leid tu ich mir jetzt schon, Ein Film über eine Hausgeburt, Maria W. Arlamovsky, Filmtage Wien, 1998 *„Leben jetzt", Geburt im AKH, Univ. Prof. Dr. Peter Husslein, DoRo, 1999
"Gebären & geboren werden", Berghammer, Ahner, Husslein, Universitätsfrauenklinik Wien
„In die Welt", Constantin Wulff, Portrait einer Geburtsklinik in Wien, Falter, Polyfilm, 2009
„Der erste Schrei", Gilles de Maestre, Geburt in unterschiedlichen Ländern und Kulturen, Arthaus, Studiokanal, 2007
„Das Wunder des Lebens – Faszination Liebe", Lennart Wilsson, ZDF, 2006
„Body Story – Das Neun-Monate-Regime", Doku, Polyband